AF221909

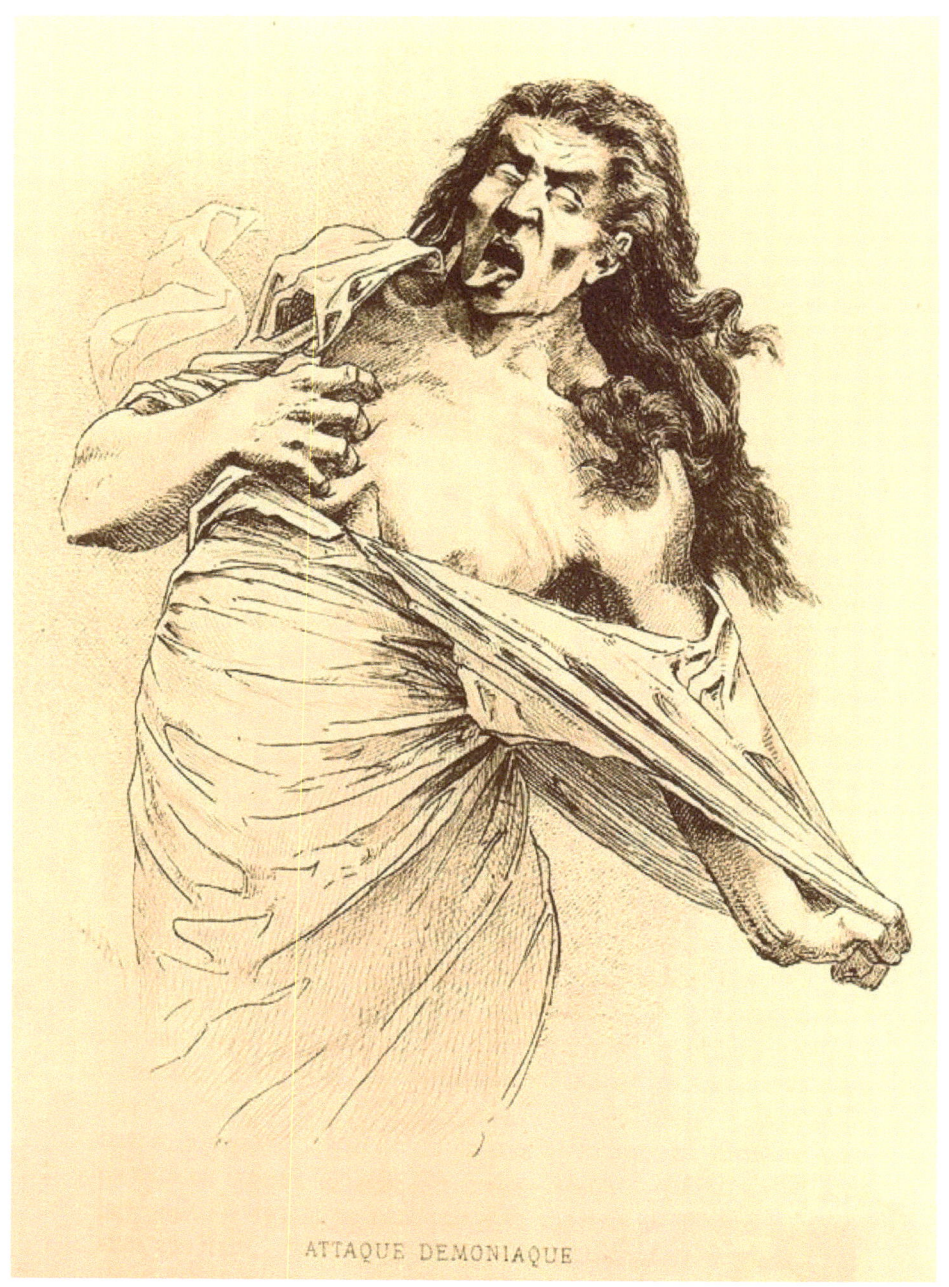

ATTAQUE DEMONIAQUE

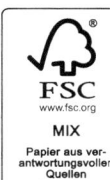

Jakob Landolt

Die Verrückten

Irrsinn in der Geschichte

Hexenglaube und Inquisition

Band 4

Autor:	© 2021 Jakob Landolt
Einband:	Jakob Landolt
Foto:	Richer Paul (1849 – 1933) Etudes Kliniques L'Hystero-Epilepsie, 1881 Attaque démoniaque (S. 303)
Druck und Verlag:	BoD – Books on Demand, Norderstedt
	www.bod.ch
Printed:	Germany

Bibliografische Information der Deutschen Nationalbibliothek
Die Deutsche Nationalbibliothek verzeichnet diese Publikation in der Deutschen Nationalbibliografie; detaillierte bibliografische Daten sind im Internet über http://dnb.d-nb.de abrufbar.

ISBN   978-3-7557-5274-5

Dieses Buch erscheint auch als E-Book

Inhaltsverzeichnis:

Band 4: Hexenglaube und Inquisition

(Hexenbulle und Hexenhammer)

Vorpsychiatrische Zeit (bis 18. JH.)

Ausblick auf Band 5

Literatur und Quellen

Irrsinn in der Geschichte

Einführung Band 4.
In diesem Band gehen wir näher ein auf den Aber- und Hexenglauben des Mittelalters. Erwähnt werden die Hexenbulle des Papstes, der berüchtigte ‚Hexenhammer', die Hexenprozesse und selbstverständlich auch die Inquisition, durch deren fatale Wirkung viele Psychischkranke ihr Leben verloren.

Ebenfalls ausführlich beschrieben werden die damaligen Foltermethoden zur Erpressung von Geständnissen.

Wichtige Gegner der Hexenverfolgung waren Molitor, Weyer und Spee.

Erläutert in diesem Band werden auch das Rituale Romanum, die verschiedenen Formen der Besessenheit, die Dämonologie und das Exorzismusritual der Kirchen, welches sich eins auch über Psychischkranke ergoss.

Abschliessendes Beispiel, quasi als Annex, bilden Ausführungen der Teufelsaustreibung von Möttlingen durch Pfarrer Blumhardt.

Innerhalb der ‚Vor-'Psychiatrie oder besser der vorpsychiatrischen Zeit wenden wir uns im letzten Kapitel dann der vorbedingenden Psychiatriezeit zu und beschreiben die dazugehörigen Forscher und Persönlichkeiten. Wir beginnen mit Robert Burton.

Aberglaube, Gottesfrevel und Magie im Mittelalter

Wenn wir von Aberglauben und Magie reden, sind Dämonen und Geister nicht fern. Dämonen oder Geister kamen weit vor der christlichen Zeitrechnung und bereits Jahrhunderte vor dem Beginn der Neuzeit, von der hier berichtet wird, im Denken und Reden der Menschen vor, auch im Heidentum. Die Heiden wurden zu den Antipoden des Christen. Der Heide, so sagte man, sei der Ursprung der Magie, des Aberglaubens und des Gottesfrevels. Aus vorchristlicher Zeit wissen wir, dass bereits im alten Griechenland, in Persien und im Nahen Osten an Geister und Dämonen geglaubt wurde. Das Christentum stand somit nicht als Erfinderin

Dämonologie:
Lehre von den Dämonen. Ein Dämon ist ein böser Geist, eine Macht, Satan, Teufel
Exorzismus:
Beschwörung der Geister durch Wort und Geste

dieser abergläubigen Phänomene da. Dämonen kennen wir aus verschiedenen Mythologien und Religionen. Für einige Kirchen, das ist immerhin hier anzumerken, ist die Dämonologie jedoch kein abergläubiges, rein heidnisches Phänomen, sondern brutale, alltägliche und reale Existenz. Die Dämonologie ist auch für die katholische Kirche noch heute eine nackte Tatsache, denn sie ist von ihr nicht abgeschafft oder für ungültig erklärt worden. Wo ein Teufel vermutet wird, muss eben exorziert werden, im Einklang mit der gültigen christlichen Glaubenslehre.

Im Mittelalter hiess die Doktrin der katholischen Kirche denn auch: **Jede Form von Besessenheit** (Aberglaube und Magie) **wird mit Exorzismus behandelt!** Und siehe da: Geisteskranke galten als Besessene! Auch die Taufe galt und gilt noch heute als kleiner Exorzismus! Und auch heute noch bietet die Päpstliche Hochschule Exorzismus-Kurse an. *,Die Ausbildung zum Exorzisten soll Priestern eine "ernsthafte, wissenschaftliche, theologische, interdisziplinäre" Rundumsicht zu dem Thema vermitteln. Ein Exorzismus sei keine Magie, sondern ein Dienst der Nächstenliebe und Barmherzigkeit'.*

Gehen wir in noch frühere Zeiten zurück, begegnet uns der ,böse Geist' resp. ,krankmachende Dämon' bereits in der abergläubig-magischen Praxis der urzeitlichen Trepanation, die dazu diente, diese bösen und krankmachenden Geister aus den Kopf zu treiben, resp. ihnen die Möglichkeit der Entweichung durch die operative Öffnung der Schädeldecke zu bieten. Bereits damals sprach man von ,Dämonen', die für alle möglichen Krankheiten resp. als deren Verursacher verantwortlich sein mussten. Der manuell vorgenommene Akt des Trepanierens der Schädeldecke muss für die Steinzeitmenschen etwas Magisches an sich gehabt haben, der in einem religiösen und mystischen Ritual erfolgte.

Der Dämonenglaube (Aberglaube, Magie) begleitet die Menschheit seit der Zeit ihres Denkens (vermutlich ab dem Zeitpunkt der Wahrnehmung ihrer selbst) und muss in einem Zusammenhang des menschlichen **Daseins zur Transzendenz** gesehen werden. Die Versinnbildlichung des Dämons als etwas, was real existiert, ist nichts anderes als der Versuch einer Übernahme des Unbekannten, des Unerforschten, des Unvorstellbaren und des Magisch-Mythischen aus dem imaginären Jenseits ins harte und reale Diesseits des täglichen Lebens.

> **Transzendenz:**
> Überschreiten **der** Grenzen der Erfahrung und des Bewusstseins.

Aberglaube und Magie sind Themen, die die Menschheit immer begleitet haben. Sie sind nicht erst jetzt in der mittelalterlichen Neuzeit aufgetreten. Ihre Wurzeln sind tiefer. Jeder Aberglaube war zuerst ein Glaube und jeder Glaube entspringt einem Aberglauben. Die Menschen glaubten an irgendetwas und zwar in einer tiefen Festigkeit. Ihr Glaube, wie ihr (erst später von ihnen selbst entdeckter und dadurch entlarvter) Aberglaube war real, war damals wie heute gleichzeitig beides und unterschied sich damals und unterscheidet sich noch heute nicht voneinander, bestimmte damals und bestimmt noch heute das menschliche Dasein und die menschliche Existenz.

Es ist für uns Menschen jedoch gefährlich zu glauben, dass der Aberglaube aus dem Glauben entspringt und umgekehrt und eins ist und identisch und sich gegenseitig bedingt. Gefährlich einerseits, weil er einen (kirchlichen, noch immer akzeptierten) Glauben zerstören und eine (Welt)-Religion in arge Bedrängnis leiten kann. Gefährlich auch, weil man dies als Blasphemie, Häresie, Gotteslästerung usw. sehen kann und in Zeiten der Inquisition resp. eines Gottesstaates auf dem Feuer verbrannt, am Kreuz gekreuzigt und im Gottesstaat durch Staatsterror erschossen oder wie ein Tier von Fanatikern geschächtet werden kann. Das ist bereits geschehen und darum ist Vorsicht geboten und Mut gefordert!

Jeder Glaube wird dann zum Aberglauben, wenn er an Kraft, Lebendigkeit und an Mystizität verliert und Geister, die er einst rief, nicht mehr loswird. Er also an Wahrheitskraft einbüsst, an Wundereinbildung zu schwächeln beginnt und im Volk zunehmend an Macht, Bedeutung, Wertschätzung und an Angst vor ihm verliert.

Jeder Glaube wird dann zum Aberglauben, wenn ihm der Mensch den Charakter eines Märchens zuordnet und über seinen einstigen Glauben zu lächeln beginnt. Der Glaube gleitet dann ab ins Reich der Fantasie und der Illusion, wird von der kollektiven Halluzination oder Wahnmeinung zur individuellen Erkenntnis und von den Menschen schliesslich als kollektiver Trugschluss entlarvt. Jeder Glaube verliert dann an Wert, wenn er als fantasievolle Kopfgeburt, als Hirngespinst, als imaginäres Luftschloss, als Täuschung, als Fehlschluss, Irrtum, als unterdrückendes Machtinstrument einer religiösen Elite oder eben als ihr Wahngebilde entlarvt und dadurch gesamtgesellschaftlich gebrandmarkt und als Fata Morgana belächelt und aufgegeben wird.

Um als Glaube weiterhin bestehen zu können, muss ihm stets neue ‚Energie' zugeführt werden. Dies übernehmen die Kleriker, Politiker und Fanatiker, die sich in ihrer Wortwahl und ihrem Tun oft kaum unterscheiden. Um jeden Glauben muss man hart kämpfen und werben, sonst zerfällt er.

Genauso verhält es sich mit einer Wahnidee. Sie ist – quasi als fixe Glaubensidee oder spirituelle Schöpfung – auch immer zu erneuern, denn sonst zerfällt sie mit den Jahren und Jahrzehnten der Erfahrung oder verhärtet sich in eine solche Abstrusität, dass sie immer angreifbarer und pflegebedürftiger wird und kaum noch Anhänger findet. Um die Wahn- und Glaubensidee anzugreifen, muss man sie aus sich selbst entwickelnd belächeln und als falsch und unrichtig ein- und ansehen können. Man muss die eigene (Wahn- resp. Glaubens-) Idee als unrichtig (einseitig, tendenziös, beziehungsstörend, ausgrenzend oder als unterstützender Teil eines nicht richtigen und unklaren Welt- oder Glaubensbildes etc.) entlarven. Da wurden Prämissen falsch beurteilt und als unlogisch entlarvt. Die Logik ist der grösste Feind der Unvernunft und jeder Wahnform inkl. eines Glaubenswahns.

Dies (das Auffinden von Logik) geschieht beispielsweise in einer guten Psychotherapie. Salopp ausgedrückt, man kann jede Idee, jede Wahn- oder Glaubensidee wie in einer Art von psychotherapeutischen Hirnwäsche abschwächen und mitunter völlig zum Verschwinden bringen. Jedoch ist auch das Gegenteil möglich. So kann man sich dies auch für eine religiöse Idee, einen spirituell-frommherzigen Inhalt vorstellen. Die Attacke auf die Wahn- resp. Glaubensidee geschieht jeweils immer auf der geistigen Ebene des Denkens, der Sprache, des Wissens und des Wollens.

Wenn die Menschen darin übereinkommen, dass es dem Glauben resp. der Kirche nur um eigenen Machterhalt, Einfluss auf die Gläubigen und Gerichtsbarkeit über die Gläubigen geht oder ging, beispielsweise um gläubige Menschen zu gängeln (die als Ketzer aus der Glaubensgemeinschaft auszubrechen drohten) oder um sie materiell auszuschlachten, ihnen also Reichtum, wie Besitz und Geld aus der Tasche zu ziehen, sie sozial zu unterdrücken, sie in gesellschaftliche Unter- und Oberklassen zu teilen und um sie mit Ängsten und Schuld- und Schamgefühlen gefügig zu machen und zu gängeln und wenn man bemerkt, dass dieses gesamte gläubige Gebilde alles nur Fiktion, Imagination und Schimäre ist, dann wird der Glaube schnell zum belächelten Aberglauben zurückgestuft. Er fällt in die Geschichtsschublade der Unrühmlichkeiten. Das ist dann der Tod jeder Religion, die vom Volk quasi dann selbst als unterdrückerisches ‚Teufelswerk' bezeichnet und durchschaut wurde. Eine Erneuerung des religiösen Inhaltes ist dann angesagt.

Ein Glaube muss also stets genährt und gefördert werden, sonst wird er blass und bröckelt. Auch Religionen können dann in Ungnade fallen und sterben. Zurzeit sind die christlichen Religionen in einem Rückgang von noch nie da gewesenem Ausmass begriffen. Viele Gläubige wandern ab in Alternativreligionen, in Sekten oder in die Esoterik. Viele fühlen sich religiös nicht mehr gebunden und treten überzeugt in die Gruppe der Konfessionslosen ein, in Deutschland sind dies rund 38 % (Stand: 2020) aller Bürgerinnen und Bürger.

Besonders Esoteriker entnehmen grosse Teile der kirchlichen Nomenklatur, Terminologie, Petrografie bis hin zum Holotypus von Heiligen, Engeln usw. den althergebrachten Religionen wie dem Christentum, dem Hinduismus und Buddhismus und sind im Grunde genommen die neuzeitlichen Religiösen. Besonders Frauen (sic!) sind diesen neuen spirituell-esoterischen Religionsformen angetan und stellen den Hauptharst. Man könnte diesen Sachverhalt dahin gehend interpretieren, dass sich die moderne, emanzipiert fühlende Frau aus den Fängen einer allzu patriarchalisch orientierten Männer-Religion befreien will und hierdurch die ‚weibliche' Seite von Religion und Spiritualität sucht. Leider fällt sie dabei in die Falle einer schrägen, skurrilen und bizarren Gedanken- und (beinahe) Wahnwelt einer okkulten Esoterik.
(Beispiel: Glauben an aufgestiegene Meister, Reinkarnationen, spirituelle Energieformen und Energiearbeit, Auraarbeit, Handauflegen, Fernheilungen, Kartenlesen, Wahrsagungen, Astrologie, Blick in die Zukunft etc. …)

Bereits zu Urzeiten gab es Schamanen, Zauberer und Magier, die den Menschen von etwas Besessenem (Psychischkranke, Unfreie, Bösartige) oder eben von einem Dämon befreien wollten. Durch spirituelle Rituale und Geisterbeschwörungen wollte man die boshaften und krankmachenden Geister positiv und zu Gunsten des Menschen beeinflussen oder vertreiben. Die Dämonen als geisterhafte Wesen waren ursprünglich eine Art Götter, an die die Menschen glaubten.

Es waren beispielsweise Schutzgeister oder Engel, gemeint waren die unruhigen Seelen von Verstorbenen, an die man sich erinnerte. Die Dämonen wurden von den Menschen gerufen, weil sie von ihnen und diese von den Menschen etwas wollten. Und sei es nur gutes Wetter, eine reichliche Ernte, persönliches Glück, Gesundheit oder Machtgewinn oder Reichtum oder die Bitte anderen zu schaden (Schadens- und Wetterzauber).

Bereits die sumerische oder altägyptische Medizin konnte ohne das Wirken eines böswilligen Dämons und auch ohne die Koexistenz eines Zaubers und einer Magie nicht funktionieren. Die Medizin bedurfte der Magie und des Zauberspruches.

Auch die Schamanen bedienten sich der Magie und der Dämonen, was sie noch heute tun. Das taten ebenfalls die altägyptischen Ärzte. Zur medizinischen und chirurgischen Behandlung gehörten damals untrennbar die Magie, der Zauberspruch und das Gebet. (Zauberformeln, Zaubersprüche, Zauberpraktiken)

Jegliche Magie verstand sich als Zauber-, resp. Geheimkunst, die sich übersinnliche Kräfte dienstbar machte. Sie verstand sich als Trickkunst eines Zauberers, der über eine magisch Zauberkraft verfügte.

Auch Hildegard von Bingen, so haben wir erfahren, bediente sich der Magie. Sie verknüpft alchimistische Rituale und Magie bei der Anwendung der Mineralien. Auch die Alchemie des Mittelalters, insbesondere Paracelsus bediente sich der Magie. Seine Alchemie war eine seltsame Mischung aus Magie und Wissenschaft. Überhaupt oblag der damaligen Wissenschaft etwas Magisches, aber viel Magisches hatte damals auch etwas Wissenschaftliches an sich. Wir kennen die Iatromagie, wozu auch die Iatroastrologie zugeordnet werden kann.

Der Kirche aber waren irgendwann alle diese magiekundigen Personen ein Dorn im Auge, sie wurden als Konkurrenz zum christlichen Glauben angesehen, als bösartige Dämonen, weil diese nicht nur guten, sondern manchmal eben auch bösen Kräften zugetan waren. Und böser Zauber scheint noch stärker zu wirken, als guter Zauber. Schwarze Magie ist oder scheint stärker als weisse Magie.

In weiten Teilen der Gesellschaft (Regional unterschiedlich) entstand ein Gemisch von Aberglauben mit darin enthaltend Themen wie: **Teufelspakt, Teufelsbuhlschaft, Hexenflug, Hexensabbat** (Teufelsorgie), von **Besessenheit, Magie** und **Zauberei,** von **Hexerei** und **Schadenszauber, Denunziation, Inquisition,** christlicher **Dämonologie, Hexenbulle** von 1484, **Hexenhammer, mittelalterliche Rechtssprechung** und **Folterpraxis,** von weltlichen und teils auch römisch-katholischen Gerichten etc.

Dieses Gemisch zwischen Volksglaube und in den Köpfen von christlichen Theologen erfundenen (schräg-unmenschlichen) Glaubensinhalten sowie dem Einbezug einer frühen weltlichen Gerichtsbarkeit führte in der mittelalterlichen Gesellschaft zu selbstläuferisch-perpetuistischen, inquisitorischen **Hexenprozessen**, die ab den Jahren des Überganges vom Mittelalter zur Neuzeit (ca. 1450 - 1500) vielerorts von der weltlichen aber auch kirchlichen Obrigkeit einberufen, mancherorts jedoch vom Volkspöbel selbst in Form von Lynchjustiz durchgeführt wurden.

Zwar war der Hexenglaube von der Kirche jahrhundertelang als Aberglaube verworfen worden. Aber der Hexenglaube kehrte mit der Verbreitung von Papier und vor allem mit der **Einführung des Buchdruckes ab etwa 1450** zurück. Daher sind die vielen Hexenverbrennungen kein Phänomen des angeblich ‚finsteren Mittelalters‘, sondern der frühen Neuzeit des 15. Jahrhunderts und reichten locker bis ins 18. Jahrhundert. Der sog. ‚Hexenhammer‘ war daran massgeblich beteiligt.

Die Hexenverfolgung wird von einigen Forschern auch im Zusammenhang mit einer Kälteperiode gesehen, mit durch Wetterkatastrophen ausgelösten Missernten und Hungersnöten, im Zusammenhang mit einer höheren Sterblichkeit der Menschen, insbesondere Alten und Kindern und auch in eine Verbindung mit damals vermehrt auftretenden Seuchen gestellt, wie der Pest, dem Englischer Schweiss, den Pocken, der Syphilis, dem Hämorrhagischen Fieber aber auch dem Typhus, der Cholera, der Malaria, (teils zu späteren resp. früheren Zeiten) die damals auch kräftige, junge Menschen wie Fliegen dahinraffte.

Dämonologie liegt ausserhalb unserer 6 bekannten Sinne. Sie transzendiert. Sie ist uralt. Die ältesten, einigermassen erforschten Dämonenlehren gehen auf die **Kulturen der Sumerer, der Babylonier und Ägypter** zurück, bemächtigten sich der alten **Griechen** und dann der **Römer** und schwappten dann auf das alte Europa über und bemächtigten sich schliesslich der christlichen Theologie, jedoch nicht bevor sie sich vorgängig auch des **Judentums** bemächtigte. Die Dämonologie ist vermutlich ein zentraler Aspekt aller irdischen Religionen und von keiner weg zudenken. Gibt es Religionen, die ohne Dämonen auskommen? Eine Religion ohne Dämonen: eine Chance für einen neuen Glauben! Oder gerade nicht?

In der christlichen Lehre sind die Dämonen, seit dem Alten und auch dem Neuen Testament, gefallene Engel. Wer sich mit der Dämonologie des Mittelalters im Übergang zur Neuzeit befasst, muss sich automatisch mit der christlichen **Angelologie** befassen. Sie ist die **Lehre von den Engeln**. Die Angelologie befasst sich mit den Engeln, mit deren Ursprung und Natur, deren Anzahl und Intention. Sie will eine Systematik aufzeigen, was kaum gelingt. Sie gehört zur christlichen Theologie. Die christologische Frage hiess denn auch: ‚Wie kann Christus den Teufel (die bösen Dämon) überwinden?'

Es geht bei der Dämonenfrage - neben den guten Engeln – quasi in erster Linie um gefallene Engel (Luzifer), unreine Geister, Quälgeister, Schutzgeister, böse Kobolde, Zwerge, Trolle, Schrettel, Schadensgeister und Furien. Eben um das Böse oder die Dämonen schlechthin.

Der Irrsinn der Dämonologie als Irrsinn des normalen Menschen
Die Dämonologie führt alle menschlichen, tierischen und pflanzlichen Krankheiten, die für die unwissenden Menschen keine äusserlich erkennbaren Ursachen haben, auf den Einfluss von übernatürlichen Wesen (Dämonen, Geister) zurück. Die Krankheit kann nur verhindert werden durch eine richtige, sprich **gottgefällige**, **christliche Lebensführung**. Dazu gehört auch das tägliche **Gebet**. Der regelmässige Kirchgang. Das Aufbringen eines Obolus. Dem **Ablasshandel**. Das Unterlassen von **Sünde**. Der Akzeptanz von **Scham**.

Jene Krankheiten, die damals für die Menschen keine erkennbaren Ursachen hatten (die **Geisteskrankheiten**, die die menschliche Seele betrafen) und die man im Mittelalter medizinisch nicht behandeln konnte, führte man auf eine **dämoniale Besessenheit** zurück. Man dachte, diese erkrankten resp. befallenen, also eben **besessenen** (sprich geistesgestörten) **Menschen** seien von ihren guten, weissmagischen Schutzgeistern und Engeln verlassen worden und galten daher als unrein und ansteckend. Es galt, die Ursache ihrer Krankheit zu bekämpfen und zu bestrafen. Denn die Ursache dieser Geistesgestörtheit sah man in der Besessenheit durch bösartige Dämonen, die sich in gefallenen Menschen einnisteten und die es auszutreiben und zu vernichten galt. Auf der Hand lagen: Folter, Enthauptung, Verbrennung. Und als letztes Mittel, die ‚**therapia ultima**'.

Man wollte und konnte die Geisteskranken, Irren, Tobsüchtigen, Epileptischen, Depressiven, Schreienden, Vertrottelten medizinisch nicht behandeln, sondern führte sie dem Exorzisten (der Inquisition) vor. Sie erhielten kein Erbarmen, weder von der damaligen Kirche, noch von den weltlichen Gerichten. Sie erhielten hingegen einen Dämonenaustreiber, eine inquisitorische Verdammnis, eine Verbrennung auf dem Scheiterhaufen. Zuvor Qualen, unerträgliche Qualen durch den Henker, die ihnen der für sie bestellte, weltliche Folterknecht (Scharfrichter) zufügte, falls die Dämonenaustreibung nicht erfolgreich ihre Geister der Unruhe, der Verwirrung oder Lasterhaftigkeit aus dem Sinn und aus dem Leibe zu vertreiben vermochte.

Dieser theologisch-medizinische Aberglaube machte es den in der Psyche ‚Befallenen und Besessenen' besonders schwer. Gerade die Angst vor Ansteckung und der Glaube an ihr unreines Wesen, ihre unreine bisherige Lebensführung, die, gemäss der damaligen Meinung, selbst verschuldet gewesen sein musste, half dem Exorzismus zum Leben und der Inquisition an die Macht und die Hexenverbrennung zur Salonfähigkeit.

Die Menschen im Mittelalter und der frühen Neuzeit fragten sich die anthropologische Frage: ‚Wie kann der Mensch die Sünde überwinden'? Sie erhielt damit einen naturwissenschaftlichen Anstrich und die Inquisition eine klerikale Bewilligung. Quasi eine amtliche Bewilligung durch den Papst und die Kurie zur Ausübung einer Tätigkeit eines Berufs- resp. eines Berufsstandes (der Inquisitoren).

Die christliche Theologie kann daher als Ursprung und Wurzel, als Ursache und Anschub, als Grundlage und Fundament für Inquisition, Exorzismus und Hexenverbrennung (Hexenverfolgung) in die Verantwortung gezogen werden. Sie legte den Nährboden für den entarteten, irrsinnig gewordenen Volksglauben. Und weil viele **Frauen** und besonders auch viele **Psychischkranke** verurteilt, gefoltert und gequält, ausgegrenzt und stigmatisiert, verstümmelt und hingerichtet wurden, trägt die Katholische und Evangelische Kirche, somit die christliche Kirche schlechthin die (Haupt-)Verantwortung für ihre theologischen Massaker an diesen Menschen. Sie trägt diese Verantwortung notabene bis in die heutige Zeit. So wie sie auch verantwortlich ist für etliche Unterlassungssünden (Holocaust an psychisch Kranken und geistig Behinderten, politischen Gefangenen und den Juden).

Dies gilt insbesondere für die Verfolgung und Hinrichtung von Häretikern, von Frauen (und deren Kinder), Geistigbehinderten und Psychischkranken!

Dämonen wurden als gottfeindliche Macht angesehen, als Ausdruck des Satans. Die Dämonen waren böse Engel, die gegen Gott revoltierten. Dass es im christlichen Glauben dazu kam, dass Engel gegen Gott zu revoltieren begannen, ist an sich bereits eine Sensation. Ist das als Schwäche einer Religion, resp. als Schwäche eines Gottes zu interpretieren? Wie konnte so etwas möglich sein? Wie kann ein solcher Artefakt (Teufel, Dämon, gefallener Engel) aus einer in sich ruhenden, abgeschlossenen und allmächtigen Religion überhaupt entstehen? Wie langweilig wäre eine Religion ohne jegliche Dämonenlehre, ohne Satan und ohne das Böse? **Wie ginge eine Religion mit Psychischkranken um, wenn sie keine Dämonen kennen oder anerkennen würde**?

Im Zusammenhang mit der Hexenverfolgung (und der Verfolgung von im Geiste andersdenkender Menschen) kam dem Dämonenglauben der damaligen Kirche sicherlich eine besondere Bedeutung zu. Die Menschen dachten, dass der Pakt mit dem Teufel (dem Dämon) eine Grundvoraussetzung war für die Erlangung magischer Kräfte, die diesen Hexen innewohnten, obwohl gemäss kirchlicher Lehre der Teufel und der Dämon im Grunde genommen keine übernatürlichen Fähigkeiten besitzen konnte (**Canon Episcopi**). Im Gegensatz dazu hatten Psychischkranke keine starken innewohnenden magischen Kräfte, sondern - mit Absicht - nur das Böse in sich hinein gelassen. Sie hatten Satan die Türe in ihren Geist geöffnet, beispielsweise wegen einem Vergehen, einer Sünde etc.

Aber übernatürliche (seherische) Fähigkeiten besass nur Gott allein, nicht einzelne Menschen. Die Fatalität jedoch bestand darin, dass Jesus gemäss Markus 7, 21 - 23 auf die Frage, woher das Böse resp. Unreine komme, geantwortet haben soll: ^{21} *Von innen, aus dem Herzen der Menschen kommen heraus die bösen Gedanken, Unzucht, Diebstahl, Mord,^{22} Ehebruch, Habgier, Bosheit, (Arg)Hinterlist, Ausschweifung, (Neid) Missgunst, Verleumdung, Hochmut und Unvernunft.^{23} All dieses Böse kommt von innen heraus und macht den Menschen unrein'.*

Dass bei den Psychischkranken die Unvernunft aus dem inneren Bösen kommen soll, macht stutzig. Hat da jemand etwas Falsches oder Ungenaues gesagt oder wurde da von den Mönchen etwas Falsches aufgeschrieben? Aber auch Jesus lebte in seiner Zeit und übernahm damalig herrschende Meinungen. Gemäss geschichtswissenschaftlichen Erkenntnissen genoss Jesus eine jüdische Erziehung. In dem Sinne war selbst das geistige Leben Jesu bestimmt von seinem Jahrhundert und seinem Volk, in dem er lebte und durch das er wirkte. Das wäre heute nicht anders, würde er nochmals auferstehen. Schliesslich müsste ein neuerlicher Gott, würde er in unsere Welt hineingeboren, so mit uns reden, wie wir es auch verstehen könnten und das Verständnis unserer Zeit bemühen.

Für die mittelalterliche europäische Welt bestimmte lange Zeit dieser horrible Aberglaube der christlichen Kirche das tägliche Leben der Menschen und damit die Basis der Macht des damaligen Evangeliums über die Gläubigen. Dann, um die Jahre zwischen 1550 bis 1650 begann für die Narren (und für die Hexen) die schlimmste Zeit.

Die Anzahl der Hexenverbrennungen nahm drastisch zu und kulminierte in dieser Zeit in mannigfachen Inquisitionen. Zwar darf die Hexenverfolgung nicht zu eng auf diesen Zeitraum eingeschränkt werden, schliesslich kannte man die Verfolgung von Abergläubigen und Häretiker bereits in früheren Jahrhunderten.

Das Phänomen der Hexenverfolgungen dauerte auch weiterhin an bis in die Mitte des 18. Jahrhunderts.

Ein ungefährer Zeitraum der Hexenverfolgung kann man grob zwischen 1450 und 1750 angeben, allerdings enthauptete man die letzte Hexe der Schweiz erst 1782, also Ende des 18. Jahrhunderts. Die Hochkonjunktur der Hexenverfolgung kann aber eindeutig zwischen 1550 und 1650 gelegt werden.

Über die christliche Dämonologie der Evangelien haben wir weiter oben berichtet. Wie bereits erwähnt, kommt in der Bibel der Begriff des Wahnsinns etliche Male und in verschiedenen Bezügen vor. Wir erinnern uns an:

5. Mose 28,28 *'Der HERR wird dich schlagen mit Wahnsinn, Blindheit und Verwirrung des Geistes.'* Dies tat er dann offenbar auch, denn auch über den **Fall des Nebu-kadnezar** wurde bereits berichtet. Die Evangelien sind für den christlichen Glauben ein wichtiger Fundus an Inhalten für die daraus abgeleitete Dämonologie und den Exorzismus.

Über Aberglaube, Gottesfrevel und Magie erfahren wir auch im nächsten Kapitel. Der Herr schlug nicht nur Geisteskranke, Irre und Tumbe mit Wahnsinn, Blindheit und Verwirrung. Er liess hochreligiöse und feinsinnige, gut ausgebildete und äusserst gläubige Menschen auch die Hexenbulle schreiben und verwirrte sogar einen Papst. Der geistige Irr- und Wahnsinn der Menschheit stülpte sich über mehrere Jahrhunderte!

Die Hexenbulle eines Papstes
Einige Wort noch zum **Gottesfrevel**, der in den damaligen Hexenprozessen immer eine gewichtige Rolle spielte. Schon der **Hostienfrevel** (Frevel gegen das Abend-mahl) konnte ein Todesurteil nach sich ziehen, auch er galt als Gottesfrevel oder zumindest als schwere Sünde, die sich gegen die katholische Kirche richtete.

Jeder Frevel war damals ein Verstoss gegen die göttliche Ordnung. Ein solcher Ver-stoss galt als Gotteslästerung (Blasphemie). Er war ein Sakrileg (ein Vergehen gegen Heiliges), galt als Sünde und als recht schwere Verfehlung, als böser Fehltritt, als verachtungswürdige Schandtat und lästerliches Vergehen gegen Gott und gegen die göttliche Ordnung. Das Ganze war jedoch auch ein wirkungsvolles Disziplinierungs- und Bestrafungsinstrument der Kirche gegenüber ihren Schafen.

Gleichzeitig konnte der Frevel ein Vergehen sein gegen kirchliche Personen, Pries-ter, Bischöfe, Kardinäle, Päpste sowie christliche Heilige, aber auch gegen heilige

Gegenstände oder heilige Stätten wie Wahlfahrtsorte und Kirchen, Kapellen und Kreuze, denen eine religiöse Verehrung entgegengebracht wurde.

Bestraft wurde ein Frevel mittels einer körperlichen Züchtigung. Sie umfasste neben Peitschenhieben und Schlägen auch die zeitbegrenzte Einkerkerung und bei schweren Vergehen auch die Todesstrafe. Wer damals kirchliche Glaubensgrundsätze missachtete, galt als Frevler und wurde hart bestraft.

Als ein grosser Gottesfrevel galt damals auch die Bezweiflung und **Leugnung des Trinitätsdogmas**. So wurden etliche sog. Antitrinitarier resp. Unitarier zum Tode verurteilt. Trinitätsglaube war der Glaube an die Dreieinigkeit, resp. Dreifaltigkeit Gottes, der als **Gott Vater**, **Gottes Sohn** und **Heiliger Geist** anzusehen war. Sowohl die Juden, wie die Moslems sind noch heute keine Anhänger der Trinität, sondern sind überzeugte Monotheisten. Für sie gibt es nur einen einzigen Gott.

Wegen der Trinitätsleugnung oder dem Widerstand gegen die christliche Trinität wurden religiöse Kriege geführt, allerdings nicht nur wegen der Trinitätsablehnung, sondern auch wegen anderweitigen Abweichungen von Glaubenslehren.

Die unabwendbare Reformation gab Anlass zu verschiedenen Kriegen, Schlachten und Scharmützeln. Weitere Beispiele für die verschiedensten, glaubensbedingten Kriege und Scharmützel seien hier nur in einigen Stichworten aufgeführt: **Sieben Kreuzzüge**, **Acht Hugenottenkriege** (Franzosenkriege zwischen 1562 und 1598), **Schmalkaldischer Krieg**, **Dreissigjähriger Krieg** (Gegenreformationskrieg), **Albigenserkreuzzüge gegen die Katharer.** Diese Glaubenskriege waren neben religiösen Motiven auch zurückzuführen auf politischen Verhältnisse, also auf Macht-, Einfluss-, Herrschafts- und Gebietsansprüche weltlicher Politiker und Regenten.

Der Gottesfrevler lief grosser Gefahr durch theologische Legitimierung hingerichtet zu werden. Wurde er nicht sogleich von Gott selbst bestraft und vernichtet, was kaum je geschah, so musste er durch die damalige Gesellschaft hingerichtet und bestraft werden. Damit konnte die Gemeinschaft Gottes Zorn und Rache von sich selber abwenden. Der Häretiker (ein von der offiziellen katholischen Lehre abweichender Ketzer) wie auch der Apostasier (ein vom christlichen Glauben Abgefallener, etwa eine Ordensperson, die z. B. aus dem Kloster ausgetreten war und das Gelübde brach) beging damit eine Todsünde und wurde, wie der Name sagte, zum Sünder und zum Tode geführt.

Um wieder einen Bogen zu unserem Thema, den Verrückten zu spannen, sei angemerkt, dass solche im Geiste verwirrte und kranke Menschen immer wieder frevlerische, ketzerische, blasphemische resp. häretische Äusserungen machten, nur schon aus ihrer psychischen Verwirrung heraus und deswegen die Härte des Gesetztes und die Unbarmherzigkeit der Kirche zu spüren bekamen.

Wenn ein geistig Kranker, Geistesschwacher oder schwergestörter Verrückter sich in der Öffentlichkeit abfällig gegen die Kirche, den Glauben und gegen Gott, gegen Heilige, Priester etc. äusserte, weil man ihn gesellschaftlich schlecht behandelte, ihm keine Nahrung, keine Kleidung und auch keine Wohnung gab, ihn aus der Stadt vor die Tore jagte und auch die Kirche sich seiner nicht erbarmte und er daher in Gott und dem Glauben keinen Halt und kein Erbarmen mehr fand, galt er als Gottesfeind, als Gottesleugner, als Schmäher der Kirche und wurde hart bestraft. Dabei steckte man sie in Dorenkisten, sonderte sie aus den Städten ab und sperrte sie ausserhalb der Stadtmauer in kalte Türme und unbeheizte Verschläge. Die Bestrafung dieser Gotteslästerung durch die Verwirrten und Geächteten ging von der öffentlichen Sühnedemonstration, der zur Schau Stellung auf Marktplätzen bis zu Hinrichtung, sprich Verbrennung auf dem Scheiterhaufen.

Eine ebenfalls sehr schwere Art von (eher weltlichen) Vergehen galt im mittelalterlichen Recht das sog. ‚Ungericht'. Es bezeichnete auch ein vorsätzliches kriminelles Unrecht, das je nach Schweregrad des Deliktes bestraft wurde von der Geldstrafe bis zur Körperstrafe, etwa der Verstümmelung von Körperteilen, ja geahndet wurde bis zur Hinrichtung (Todesstrafe). Manch ein Irrer wurde schwer bestraft, weil er sich Essbares auf dem Markt ‚besorgt', sprich geklaut hatte.

Die Todesstrafe konnte verhängt werden für Diebstahl, für Raubmord, aber auch für Ehebruch und Vergewaltigung, für **Zauberei und angebliche Giftmischerei.** Zauberei und Giftmischerei richtete sich gegen das Göttliche. Die Kirche verbündete sich in der Rechtsprechung mit weltlichen Gerichten, die dann die Gerichtsbarkeit durchführten und das gefällte Urteil vollstreckten.

Zur Hexenbulle. Am 5. Dezember 1484 erliess Papst Innozenz VIII. die berüchtigte Hexenbulle ‚**Summis desiderantes affectibus**'. Darin heisst es, dass besonders **in deutschen Landen** zahllose Personen beiderlei Geschlechts vom **heiligen katholischen Glauben abgefallen** seien, **Unzucht mit Teufeln treiben** und mit ihren **Zaubersprüchen die Menschen verderben** würden.

In dieser Hexenbulle werden die beiden fanatischen Inquisitoren **Institoris und Sprenger** beauftragt, in Deutschland (Oberteutschland) gegen Hexen und Zauberei vorzugehen. Die beiden waren **gläubige Dominikanermönche** und beschrieben in ihrem ‚**Hexenhammer**‘, wie man eine Hexe erkennen kann und wie mit ihr zu verfahren, resp. vorzugehen sei.

Die Bulle ‚Summis desiderantes affectibus‘ des Papst Innozent VIII. (5. 12. 1484)

‚Innocentz Bischoff, ein Knecht der Knechte Gottes. Zu künftigen, der Sache Gedächtniss. Indeme wir mit der höchsten Begierde verlangen, wie es die Sorge unseres Hirten Amtes erfordert, dass der Catholische Glaube fürnehmlich zu unseren Zeiten allenthalben vermehrt werden und blühen möge, und alle Ketzerische Bosheit von denen Gräntzen der Gläubigen weit hinweg getrieben werde, so erklären wir gerne, dasjenige und setzen es auch von neuem, wodurch solches Unser Gottseliges Verlangen die erwünschte Wirkung erlangen mag. Und dannenhero in deme, durch den Dienst unserer Arbeit, als durch die Reuthaue (Hackwerkzeug für Rodung) es vorsichtigen Arbeiters alle Irrthümer gäntzlich ausgerottet werden, der Eyffer und die Beobachtung eben desselben Glaubens in die Hertzen der Gläubigen um so stärker eingetrucket werde.

Gewisslich ist es neulich nicht ohne grosse Beschwehrung zu unseren Ohren gekommen, wie dass in einigen Theilen des Oberteutschlands, wie auch in denen Meyntzischen (Mainz), Cölnischen, Trierischen, Saltzburgischen Ertzbistümern, Städten, Ländern, Orten und Bistümern sehr viele Personen beyderley Geschlechts, ihrer eigenen Seligkeit vergessend, und vom Catholischen Glauben abfallend, mit denen Teufeln, die sich als Männer und Weiber mit ihnen vermischen, Missbrauch machen, und mit ihren Bezauberungen, Liedern und Beschwehrungen, und anderen abscheulichen Aberglauben und zauberischer Übertretungen, Lastern und Verbrechen, die Geburten der Weiber, die Jungen der Thiere, die Früchte der Erde, die Weintrauben und die Baumfrüchte, wie auch die Menschen, die Frauen, die Thiere, das Vieh, und andere unterschiedener Arten Thiere, auch die Weinberge, Obstgarten, Wiesen, Weyden, Korn und anderen Erdfrüchten, <u>verderben, ersticken und umkommen machen</u> und verursachen, und selbst die Menschen, die Weiber, allerhand gross und klein Vieh und Thiere mit grausamen sowohl innerlichen als äusserlichen Schmertzen und Plagen belegen und peinigen, und eben dieselbe <u>Menschen, dass sie nicht zeugen, und die Frauen, dass sie nicht empfangen,</u> und die Männer, dass sie denen Weibern, und die Weiber, dass sie denen Männern, <u>die eheliche Werke nicht leisten</u> können, verhindern.

Über dieses den Glauben selbst, welchen sie bey Empfangung der heiligen Tauffe angenommen haben, mit Eydbrüchigen Munde verläugnen. Und andere überaus viele Leichtfertigkeiten, Sünden und Lastern, durch Anstiftung des Feindes des menschlichen Geschlechts zu begehen und zu vollbringen, sich nicht förchten, zu der Gefahr ihrer Seelen, der Beleidigung Göttlicher Majestät, und sehr vieler schädlicher Exempel und Ärgerniss.

Und dass, obschon die geliebte Söhne Henricus Institoris in den obgenannten Theilen des Oberteutschlandes, in welchen auch solche Ertzbistümer, Städte, Länder, Bistümer und andere Orte begriffen zu seyn gehalten werden, wie auch Jacobus Sprenger durch gewisse Striche des Rheinstrohms, des Prediger-Ordens und die Professores Theologiae, zu Inquisitoren des Ketzerischen Unwesens durch Apostolische Brieffe bestellet worden, wie sie auch noch seynd, dannoch einige Geistliche und Gemeine derselben Ländern, welche mehr verstehen wollen, als nöthig wäre, deswegen, weil in denen Brieffen ihrer Bestellung solcherley Ertzbistümer, Städte, Bistümer, Länder und andere obgenannte Orte und deren Personen und solche Laster nicht namentlich und insonderheit ausgetrücket worden, dahero solche auch gar nicht darunter begriffen, und also denen sogenanntlich I n q u i s i t o r e n in solchen Ertzbistümer, Städten, Bistümern, Ländern und Orten, vorgenennet, solches Amt der Inquisition zu verrichten, nicht erlaubet seyn, und dieselbe zu Bestraffung, Inhaftnehmung und Besserung solcher Personen, über denen vorgenannten Verbrechen und Lastern nicht müssen zugelassen werden, halsstarrig zu bejahen, sich nicht schämen.

Deswegen dann in denen Ertzbistümern, Städten, Bistümern, Ländern und Orten vorgenennete solcherley Verbrechen und Laster, nicht ohne offenbahren Verlust solcher Seelen und ewiger Seelengefahr ohngestrafft bleiben.

Derohalben Wir, indem wir alle und jede Hinternüsse, durch welche die Verrichtung des Amts derer I n q u i s i t o r e n auf irgend eine Weise verzögert werden könnte, aus dem Wege räumen, und damit nicht die Seuche des Ketzerischen Unwesens und anderer solcher Verbrechen ihr Gifft zu dem Verderben anderer Unschuldigen ausbreiten möge, durch taugliche Hülffsmittel, wie solches unsern Amt obliegt, versorgen wollen, da der Eyffer des Glaubens uns fürnemlich hierzu antreibet, damit nicht dahero geschehen möge, dass die Ertzbistümer, Städte, Bistümer, Länder und obgenannte Orte in denselben Theilen des Oberteutschlades, ohne das nöthige Amt der I n q u i s i t i o n seyn, so setzen wir aus apostolischer Hoheit, dass denen I n q u i s i t o r e n das Amt solcher I n q u i s i t i o n darinnen zu verichten erlaubt seyn, uns sie zu der Besserung, Inhafftnehmung und Bestraffung solcher Personen über den vorgenannten Verbrechern und Lastern hinzu gelassen werden sollen, durchgehends und in allem eben so, als wann in den vorgenannten Brieffen, solche Ertzbistümer, Städte, Bistümer, Länder und Orte, und Personen, uns Verbrechen namentlich und insonderheit ausgetrücket wären, Krafft dieses unsers Brieffs.

Und indem wir um mehrerer Sorgfalt willen vorgemeldte Brieffe und Bestellung auf solche Ertzbistümer, Städte, Bistümer, Länder und Orte, dasgleichen solche Personen und Laster, ausstrecken, so geben wir, denen vorgesagten I n q u i s i t o r e n, dass sie und einer derselben, wann sie den geliebten Sohn Johannes Gremper, einen Geistlichen des Constantzer Bistums, Meister in den Künsten, ihrer dermaligen oder einen jeden andern N o t a r i u m   P u b l i c u m zu sich geruffen haben, der von ihnen und einem jeglichen derselben zu der Zeit wird verordnet werden, in denen vorgenennten Ertzbistümern, Städte, Bistümer, Länder und Orten, wider alle und jede Personen, wes Standes und Vorzuges sie seyn mögen, solches Amt der I n q u i s i t i o n vollziehen, und die Personen selbst, welche sie in vorgemeldeten werden schuldig befunden haben, nach ihrem Verbrechen züchtigen, in Hafft nehmen, am Leib und am Vermögen strafen, nicht weniger in allen und jeden Pfarrkirchen solcher Länder das Wort Gottes dem gläubigen Volcke, so offt als es nützlich seyn, und ihnen gut dünken wird, vortragen und predigen, auch alles und jedes was zu und in obigen Dingen nöhtig und nützlich seyn wird, frei und ungehindert thun, und also vollziehen mögen, aus eben derselben Hoheit, von neuen völlige und freye Gewalt.

Und befehlen nicht weniger Unserm Ehrwürdigen Bruder dem Bischoff zu Strassburg durch Apostolische Brieffe, dass Er, durch sich selbst, oder durch einen andern, oder etliche andere, das vorgemeldete, wo, wann und so offt er es vor nützlich erkennen wird, und er von seiten solcher I n q u i s i t o r e n, oder eines derselben gebürend wird ersuchet seyn, öffentlich kund thun, und nicht gestatten solle, dass sie oder einer derselben über diesem, wider den Inhalt derer gedachten und derer gegenwärtigen Brieffe, durch keinerley Gewalt beeinträchtiget oder sonst auf irgend eine Weise gehindert werden, alle diejenige, so ihnen Eintracht thun, und sie verhindern, und widersprechen, und rebelliren werden, von was vor Würden, Äemter, Ehren, Vorzügen, Adel und Hoheit oder Standes, und mit was für Privilegien, der Befreyung sie versehen seyn mögen, durch den Bann, die Aufheben und Verbott, und andere noch schlöcklichere Urtheile, Ahndungen und Straffen, welche ihm belieben werden, mit Hindansetzung aller A p p e l l a t i o n, bezaumen, und nach denen von ihme zu haltenden rechtlichen P r o c e s s e n, die Urtheile, so offt es nöthig seyn wird, durch unser Ansehen ein und abermal schärffen lasse, und darzu, wann es vonnöthen seyn wird, die Hülffe des weltlichen Arms anrufe.

Ohngeachtet aller und jeder vorigen und diesem zuwiderseyenden Apostolischen Rechtschlüssen und Verordnungen.

Oder wann einigen insgemein oder insonderheit von dem Apostolischen Stuhl nachgegeben worden, dass wider sie kein Verbote, Aufhebung oder Bann solle ergehen können, durch Apostolische Brieffe, in welchen solcher Nachgebung nicht völlige und austruckliche Meldung geschiehet, desgleichen alle andere oder besondere I n d u l g e n t z i e n (Nachsicht, Straferlass) des bemelten Stuhls von was vor Inhalt sie seyen, durch welchen und wann sie in diesen Gegenwärtigen nicht ausgetrucket, oder nicht ganz einverleibet werden, die Würckung dieser Gnade auf einige Weise verhindert oder aufgeschoben werden möchte, und von einer jeglichen, darvon geschiehet nach dem gantzen Inhalt in unserem Brieff besondere Meldung.

Es solle also gar keinem Menschen erlaubt sein, dieses Blatt unserer Verordnung, Ausdehnung, Bewilligung und Befehls zu übertreten, oder derselben aus verwegener Kühnheit entgegen zu handeln.

Wann aber jemand sich dieses zu erkühnen unternehmen würde, der soll wissen, dass er den Zorn des allmächtigen Gottes und Seiner Heiligen Apostels Petri und Pauli auf sich laden werde.

Gegeben in Rom zu St. Peter, im Jahr der Menschwerdung des Herrn Tausend vierhundert und vier und achzig, den 5. Dezember, im ersten Jahr unserer Päbstlichen Regierung.'

Die Hexenbulle des Papstes Innozenz VIII. von 1484 war ursprünglich nur für den **innerkirchlichen ,Gebrauch'** bestimmt, dem auch keine Rechtbarkeit zugemessen wurde. Aber mit dieser verfassten Bulle bestätigte Innozenz VIII. implizit die **Existenz der Hexerei.** Auch wenn das Dokument innerkirchlich nie eine grosse Bedeutung hatte, stand es doch recht **konträr zur gültigen kirchlichen Lehrmeinung,** also entgegen den Ausführungen der sog. **Canon episcopi.**

Denn diese frühmittelalterliche, kirchenrechtliche Vorschrift (Canon episcopi) wandte sich gegen die Zauberei und den Aberglauben, also dagegen, dass es sich bei den nächtlichen, ekstatischen (verzückten, berauschten) Flügen von Frauen (Hexen) um einen heidnischen Brauch der Göttin Diana handle. Der Klerus tat den im Volke weitverbreiteten Glauben als **Einbildung** und **Wahnvorstellung** ab. Daher erhielt der Volksglaube dadurch im Grunde genommen eine Psychiatrisierung.

Der Canon episcopi wandte sich also gegen den bürgerlich weit verbreiteten Hexenglauben. Somit war der Fehler dieser Hexenfrauen nicht, dass sie wirkliche Hexen waren, sondern dass sie **in ihrem Irrsinn behaupteten, Hexen zu sein,** obwohl sie es nach dem Canon überhaupt nicht sein konnten. So wird die Auslegung verzwickt, denn jetzt sprach der Canon davon, dass es eben bei gewissen Frauen einen Hexenglauben (der Glaube, eine Hexe zu sein) gab. Dieser weitberbreitete Hexenglaube wiederum war für den Klerus ein **teuflich bedingter Hexenwahn.** Damit kam der Teufel ins Spiel.

Es heisst im Canon: *,Auch dies darf nicht übergangen werden, dass einige verruchte, wieder zum Satan bekehrte Frauen von den Vorspiegelungen und Hirngespinsten böser Geister verführt sind und **glauben und behaupten**, sie ritten zu nächtlicher Stunde mit Diana, der Göttin der Heiden, und einer unzähligen Menge von Frauen auf gewissen Tieren und legten in* *der Stille der tiefen Nacht weite Landstrecken zurück und gehorchten ihren (Dianas) Befehlen wie denen einer Herrin und würden in bestimmten Nächten zu ihrem Dienst herbeigerufen'.*

Der Canon berichtet, dass der Satan sich in einen Engel des Lichts (resp. in einen schönen Jüngling) verwandelt habe und den Frauen solche **Wahngebilde** vorspiegeln würde, um auf diese fiese Weise bei den Menschen Unglauben und Angst zu verbreiten. Der Satan sei in der Lage, sich in Abbilder und Gestalten von verschiedenen Personen zu verwandeln und dadurch in der Lage, gerade die Frauen auf diese Weise in ihren Träumen zu täuschen und in das Heer der Ungläubigen zu ziehen.

Mit dieser Formulierung sind wir einem psychischen, ja geradezu psychiatrischen Geschehen recht nahe gekommen, spricht man darin doch von einem **Wahngebilde (Paranoia)**, der **Verwandlung von Personen in andere (Identitätswechsel)** sowie der **Täuschung durch Träume (Halluzination, Liebeswahn)**, welche nicht nur die Träume im Schlaf meinten, sondern durchaus auch **wahnbedingte, halluzinative Einbildungen (Einbildung, Täuschung, Zukunftstraum, Imagination, Hirngespinst, Wahn.)**

Was man in einem Traum wahrnimmt und spürt, das zeichnet sich oft auch in einer körperlichen Erfahrung ab, so dass diese Frauen, nachdem sie wieder wach geworden waren, glaubten, das Ganze habe sich wahrhaftig so abgespielt.

Auf diese Weise haben sich Meinungen und Vorstellungen der mittelalterlichen Menschen immer mehr mit Konzilbeschlüssen, päpstlichen und bischöflichen Einzelentscheidungen und allen möglichen schriftlichen Kirchenangelegenheiten (Bulle, Erlasse, Canon, Normen, Dekretalen) vermischt, die in der Kirche und auf der Strasse Verbreitung fanden.

Henricus Institoris (Deutsch: Heinrich Kramer) missbrauchte diese Hexenbulle zum Zweck, seine bisherige inquisitorische **Hexenjagd** zu rechtfertigen, zu vereinfachen und sie quasi auf eine ‚rechtliche', sprich päbstliche Ebene zu stellen. Dazu brauchte er die Unterstützung der klerikalen Elite, denn ohne diese wäre eine systematische und inquisitorische Hexenverfolgung, bestehend aus Inhaftierung, Anklage, Folterung, Verurteilung und Hinrichtung nicht durchführbar gewesen.

Heinrich Institoris war es offenbar Leid, bei seiner Arbeit als Inquisitor immer wieder auf kräftigen urbanen wie klerikal-bischöflichen Widerstand zu stossen, war doch die Anklage, die Untersuchung und das Ketzergericht der Hexen, sowohl in einigen klerikalen Kreisen, wie in etlichen Fürstenhäusern und deren weltlichen Regierungen gebietsweise nicht überall beliebt. Einzig in der Bevölkerung schien der abstruse Hexenglaube oft auf recht offene Ohren und auf volkshetzende Unterstützung zu stossen.

In einigen Regionen schlug den Inquisitoren daher eine kräftige Ablehnung und Feindschaft entgegen und sie mussten teils um ihr eigenes Leben fürchten. In Innsbruck beispielsweise wollte Institoris eine Hexenverfolgung ins Werk setzen, erhielt aber trotz dem Vorzeigen der Bulle keine Unterstützung und wurde dabei vom mächtigen **Bischof von Brixen** von der Diözese verwiesen.

Kramer stellte zuvor in Insbruck in windeseile gleich sieben Personen vor Gericht und wollte sie aburteilen, aber der Bischof sah die Rechtmässigkeit seiner Inquisitorstätigkeit nicht gegeben, leistete Widerstand, was zum Freispruch dieser Angeklagten führte. **Der Bischof von Brixen bezeichnete später Kramer als kindisch und hielt den Inquisitor selber für verrückt.**

Der Bischof von Brixen hatte offenbar recht, als er Institoris als Verrückten bezeichnete. Eine Hexenverfolgung (Hexen- und Geisterglaube) ist aus heutiger Sicht denn wirklich eine grosse Verrücktheit und man kann bezweifeln, ob die Geister eines Institoris oder eines Sprengers wirklich richtig tickten. Ihre kulturell und religiös bedingte Wahnwelt zeigte etwas von einer (kollektiven) Geisteskrankheit, möglicherweise auch von einem unbändigen Hass auf Frauen und Häretiker.

Ein solcher religiöser Wahn (durch die Religion und die Gesellschaft induzierte Wahn) resp. eine derartige **mönchische Gottesvergiftung** kann man niemals als geistig gesund darstellen. Weder damals noch heute. Solche **kollektiven Wahnideen** (Aberration der Vernunft) waren und sind noch heute zuständig für politische, religiöse oder kulturelle Deviationen. Eine andere kollektive und politische Wahnidee wird in diesem Buch auch unter dem Kapitel des Nationalsozialismus und auch an anderern Orten beschrieben.

Kramer wurde unter Androhungen der Diözese verwiesen und musste gewaltig in Zorn geraten sein, denn unter anderem auch wegen dieses für ihn entwürdigenden Anlasses verfasste er daraufhin voller Eifer den berüchtigten Hexenhammer.

In der Hexenbulle wurden die ‚Delikte' gesondert aufgeführt, die zur Inhaftierung und Bestrafung führen konnten:

- Abfall vom katholischen Glauben,
- Missbrauch mit dem Teufel eingehen (Geschlechtsverkehr mit dem Satan),
- Be- resp. Verzauberungen und Beschwörungen aussprechen,
- bestimmte (Zauber-) Lieder singen,
- sowie einen anderen abscheulichen Aberglauben eingehen,
- zauberische Übertretungen, Laster und Verbrechen tun.

Begründungen der Bulle: Immer kam es (wegen Hexerei) zu Fehlgeburten der ‚Weiber' und der Tiere, zu verkrüppelten Nachkommen, zu verdorbenen resp. erstickten Früchten der Erde, namentlich der Weintrauben und Baumfrüchte, aber auch zur Beeinträchtigung von Weiden und Wiesen und Korn wie auch anderen Erdfrüchten (In der Bulle nicht namentlich aufgeliestet z.B. Gemüse wie Knoblauch, Lauch, Zwiebeln, Dicke Bohnen, Erbsen, Linsen, Karotten, Kohl, Spinat, Kichererbsen, Kürbissen, Linsen und Spargel). Die Agrarwirtschaft Europas kannte zu dieser Zeit ertragswirtschaftlich schwache Jahre (Ertragsengpässe), welche mit Hungersnöten einhergingen. (Stichwort: kleine Eizzeit zw. 1400 und 1700)

Menschen wurden (so die Bulle) mit inneren und äusseren Schmerzen belästigt, geplagt und gepeinigt. Ebenfalls etwas durchaus Wichtiges schien ihnen, dass die Männer und Frauen ihr **eheliches Werk nicht leisten** konnten oder durch verderbte Zaubersprüche und Peinigungen daran gehindert wurden.

Dies soll hier eine besondere Anmerkung erhalten: Die Kirche machte sich Sorgen um die Gläubigen, weil diese ihr **Ehewerk** (Ausleben von Sexualität, Familiengründung, Nachkommen für die Kirche erzeugen, den Staat erhalten etc.) nicht ausführen konnten, wo doch der katholische Kirche eine eher hemmende Sexualmoral anhaftet. Doch zu früheren Zeiten war diese Sexualmoral nicht immer, wie in späteren Jahrhunderten, restriktiv, sondern wurde selbst in klerikalen Kreisen grosszügig teils via Kurtisanen ausgelebt. Immerhin gab es Zeiten, in denen selbst Priester verheiratet sein und eine Familie gründen konnten. (im Ostreich)

Die kirchliche Sexualmoral wurde zwar über Jahrhunderte restriktiv gesteuert. Das sexuelle Begehren des Menschen war im Grundsatz eine Sünde. Immerhin vermochte ein **Thomas von Aquin** diese Einstellung etwas abzuwehren, bejahte er doch eine natur- und vernunftgemässe Sexualität im Sinne der notwendigen Fortpflanzung, stellte jedoch den Ehebruch, die Prostitution, die Selbstbefriedigung, die Homosexualität und jegliche Empfängnisverhinderung (Coitus Interruptus, Kondom) als Sünde dar. Trotz dieser Einstellung kannte die Kirche auch eine Morallehre mit einer bejahenden Einstellung zu Sexualität.

Gemäss Institoris würden sich die Bürger auch nicht fürchten (zurückschrecken) vor der ‚Beleidigung Göttlicher Majestät', die sich wie eine Seuche zu einem ketzerischen Unwesen verbreite, so dass ihr Gift sich über andere Unschuldige ausbreiten würde. Hier ist anzumerken, dass die Katholische Kirche zur Zeit der Bulle (1484) rund 30 Jahre vor der beginnenden Reformationsbewegung (1517) stand, was die Unruhe weiter Teile in der Bevölkerung und die Abkehr von der Religion resp. den Zerfall von Gläubigkeit in der damaligen Zeitepoche zu erklären vermag. (Stichwort: Ablasshandel)

Die Bulle befahl, eine Inquisition sei auch nicht vor jenen Menschen zu verhindern, die in hohen Ehren, Würden und Ansehen lebten oder in sonstigen adeligen Vorzügen oder wichtigen weltlichen Ämtern standen. Weder Adel noch Hoheit des Standes befreie sie vor Verfolgung, Inhaftierung und Verurteilung. Im Prinzip konnte es also jeden Treffen, sowohl bürgerliche wie adlige oder auch geistliche Würdenträger.

Immerhin verlieh die ‚Hexenbulle' nun den Inquisitoren eine Art von Vollmacht zur gerichtlichen **Zurechtweisung**, sowie zur **Inhaftierung** und **Bestrafung** von angeblichen Täterinnen (auch Tätern), die sich in eine Teufelsbuhlschaft eingelassen hatten.

Aber die Bulle selbst erteilte **keine ausdrückliche Erlaubnis für die Verbrennung oder Hinrichtung** von Hexen! Immerhin erhielt Institoris durch die Bulle die Erlaubnis, die Täter nach ihrem **Verbrechen zu züchtigen**, sie **an Leib und Vermögen zu bestrafen** und zu **bessern**. Wie auch immer dies im Detail zu geschehen hatte!

Institoris stellte seinem fatalen Werk gerissen sowohl die Bulle wie auch ein Gutachten der theologischen Fakultät der Universität Köln voran. Damit taktierte er derart geschickt, dass er die Bevölkerung und die Behörden dahingehend täuschte, als würde sein Hexenhammer die Unterstützung des Papsttums, des Kaisers sowie einer Theologischen Fakultät geniessen, was damals zumindest in schriftlicher Form aber keineswegs so der Fall war.

Der Hexenhammer und die Inquisition (Hexenverfolgung)
Drei Jahre nach der ‚Hexenbulle' erschien dann eines der fatalsten Werke der Literaturgeschichte: **Der Hexenhammer** (Malleus maleficarum 1487). Geschrieben hatten es, wie vermerkt, die beiden Dominikanermönche Institoris (Kramer) und Sprenger, wobei im Buch auch der Name eines deutschen Inquisitors: Johannes Gremper Erwähnung fand, der als Inquisitor in einem frühen Hexenprozess im deutschen Waldshut mitwirkte.

Der Hexenhammer, bestehend aus **drei Teilen**, leitete schliesslich das grausame Werk der Inquisition ein. Institoris beschrieb darin, was er mit ihm bekämpfen wollte, denn er ordnete den Hexen folgende Fähigkeiten zu:

1. Hexen können die Herzen der Menschen zu Liebe und Hass reizen
2. Hexen können Zeugungskraft und Liebesgenuss rauben
3. Hexen können sich männlicher Glieder (Penisse) bemächtigen.
4. Hexen können sich in Tiergestalten verwandeln.

Zu Beginn beschreibt Institoris (Kramer) anhand der Verurteilung der Hexe von Waldshut (Deutschland) den **Hexenprozess**, der der Inquisitor Johannes Gremper führte.

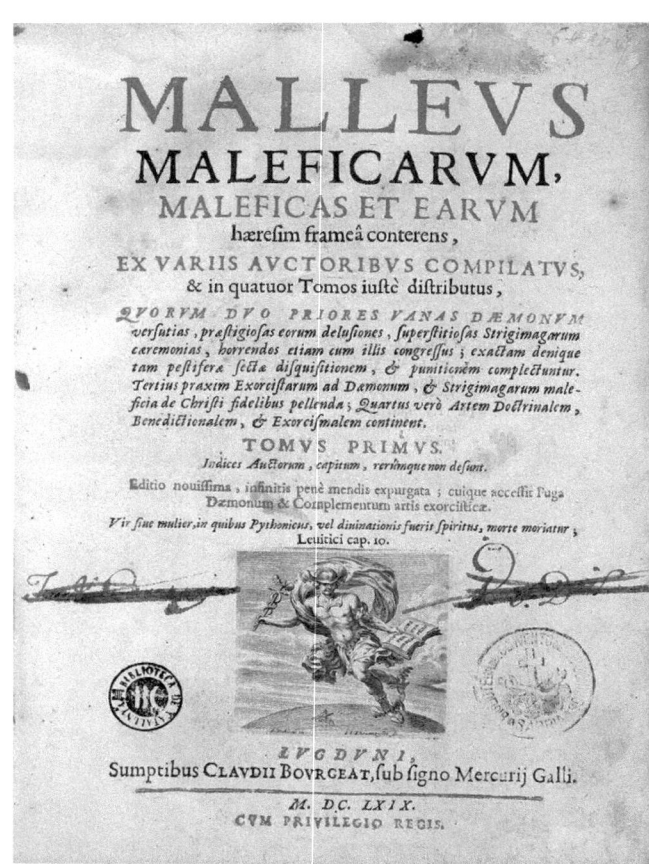

Im nächsten, zweiten Teil werden die magischen Praktiken dargestellt, die sich konzentrieren auf den Geschlechtsverkehr und auf die männliche Impotenz. Diese männliche Potenz, so seine Vorstellung entstünde durch das Wegzaubern oder die Verzauberung seines Penis. Darin wird auch behauptet, dass Männer ihre Magie aufgrund ihres Wissens (Wissenschaft) betreiben würden, wobei Frauen sich der Magie bedienten, um damit vor allem Schaden anzurichten.

Im selben Teil beschreibt Institoris, wie man sich vor Schadenzauber (maleficium) schützen und diesen aufheben könne.

Im letzten, dritten Teil beschreibt Institoris die Regeln für die Hexenprozessen innerhalb etlicher Beispiele.

- Wie ist eine Angeklagte zu verhören?
- Unter welchen Voraussetzungen und Regeln ist die Folter zu verwenden?
- Welche Folterpraktiken sind anzuwenden?

Das Buch ‚der Hexenhammer' ist noch heute in Buchhandlungen und auch antiquarisch günstig zu erstehen und es lohnt sich, seinen Inhalt zu studieren.

Hier zwei Zitate aus dem Hexenhammer Institoris (Kramers) l. Teil:
,Daher (sagt) Chrysostomus über Matth. 19: „Es frommt nicht, zu heiraten." Was ist das Weib anders, als die Feindin der Freundschaft, eine unentrinnbare Strafe, ein notwendiges Übel, eine natürliche Versuchung, ein wünschenswertes Unglück, eine häusliche Gefahr, ein ergötzlicher Schade, ein Mangel der Natur, mit schöner Farbe gemalt?'
Zitat nach: (Hexenhammer, Teil 1, sechste Frage)

Und aus der gleichen Ecke stammt:
,Also schlecht ist das Weib von Natur, da es schneller am Glauben zweifelt, auch schneller dem Glauben abschwört, was die Grundlage von Hexerei ist.'

Die **Frauenfeindlichkeit**, die im Hexenhammer zum Ausdruck kam, war extrem auffällig. Sie war krass! Das Werk fiel aber auch auf durch eine grosse Unstrukturiertheit und einige inhaltliche Fehler (vermutlich bewusste Fehler bzgl. historischer Tatsachen, resp. bewusste Fälschungen).

Es verwundert nicht, dass **rund 80% aller Inquisitionsopfer weiblich** waren. Von den vorsichtig geschätzten **40'000 bis 60'000 Todesopfern**, waren vier von fünf weiblich. Es gibt in der Literatur auch Schätzungen, die von Hunderttausenden, ja von Millionen von Todesopfern reden, allein die heutige Forschung findet diese Zahl weit übertrieben. Je nach Sicht und Herkunft der Forscher wird die Zahl der Todesopfer nach unten resp. nach oben frisiert. Je nach Forscher nahmen sie also eine Stellung für oder gegen die Kirche ein.

Allein die möglichen 60'000 überwiegend weiblichen Opfer, die durch inquisitorische Verfolgung den Tod fanden, sind 60'000 Tote zu viel. Womöglich lässt sich aus der Zahl der Todesopfer (allerdings vorsichtig) eine andere Zahl extrapolieren. Nämlich die vermutete Anzahl der Opfer, die nicht den Tod fanden, aber den Inquisitionsprozess am eigenen Leibe zu spüren bekamen. Also die Anzahl jener

Inquisitionsopfer, die ‚nur‘ eine **peinigende und körperversehrende Folterstrafe**, **schweren Kerker** (Inhaftierungen mit seelischen Auswirkungen), **einschüchternde und peinigende Drohungen** und **gesellschaftliche Schmähungen** erlitten und auch **existenzbedrohliche Vermögenskonfiskationen** über sich ergehen lassen mussten.

Und diese (geschätzte) Zahl dürfte mutmasslicher Weise in die **Hunderttausende** gehen! Glaubt man gewissen Schätzungen, sollen etwa **drei Millionen** Menschen der Prozess gemacht worden sein. Um dem Hexenhammer, einem der fatalsten Bücher unserer Geschichte, mehr Gewichtigkeit zu verleihen, seien hier wenigstens die jeweiligen Inhaltsverzeichnisse seiner drei Teile abgebildet. Bereits auf Seite 1 stellt Institoris die Frage, ob es Zauberei gebe und ob der Dämon mit dem Hexer mitwirke. Dann folgt die Frage, ob durch ‚Incubi‘ und ‚Succubi‘ Menschen gezeugt werden können.

Ein **Succubus** (Mz. Succubi) ist ein weiblicher und besonders lüsterner und schöner **Dämon**, eine **Buhlteufelin,** die sich einen Mann sucht, um mit ihm geschlechtlich zu verkehren. Sie stiehlt den Samen eines schlafenden Mannes. Ein **Incubus** ist das männliche Pendant, ein maskuliner Buhlteufel, ein schöner Jüngling, der mit Frauen schläft.

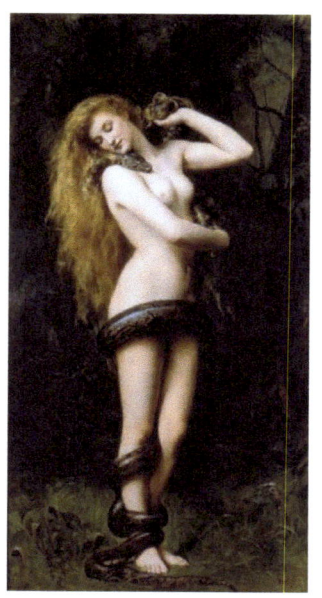

Wie nebenstehendes Bild andeutet, stellte man sich eine Hexe nicht als hässliche, alte Frau vor, sondern gerne auch als **verführerische Schönheit**. Die sündhafte Buhlteufelin wurde mit einer Schlange vereint dargestellt, die Zaubertränke zubereitete und auf Hexenorgien feierte.

Ausgerechnet frauenfeindliche Dominikanermönche waren es, zwei sehr gottesfürchtige und gelehrte Mönche, die dieses Buch mit dem lateinischen Namen '**Malleus Maleficarum**‘ im Jahre 1487 veröffentlichten.

Lilith als Idealbild weiblicher Schönheit.
Nachstehendes Bild: Sukkubus Lilith (John Collier 1850 – 1934, Maler, Schriftsteller)

Es hatte im Volk eine gewaltige Durchschlagskraft. Selbst gewichtige Gegenwerke, wie dasjenige von Johannes Weyer (De praestigiis daemonum, 1562), hatten dagegen nicht viel an Einhalt und Rückkehr zur Vernunft zu bieten.

Das Wort ‚Malleus' wird als Hammer übersetzt, ‚Malefica' als Hexe resp. als Zauberin, Verbrecherin, Übeltäterin oder auch als Zaubermittel. ‚Malificus' meint ‚böse handeln', ‚bösartig, gottlos, missgünstig'. Die Hexe wird also mit dem Hammer ‚zerschmettert'. So kam es zur Bezeichnung: Der Hexenhammer.

Das Buch wurde tausendfach gedruckt, was für die damalige Zeit aussergewöhnlich war. Die neue Buchdrucktechnik führte zu einer äusserst raschen und effizienten Verbreitung des Hexenhammers. Es fehlte bald in keiner Klosterbibliothek, in keinem Fürstenhaus und in keiner Universität. Bis 1523 wurden 13 Ausgaben gedruckt, wahrscheinlich gegen die 10'000 Exemplare. Und da es auch in lateinischer Sprache zur Verfügung stand, konnten viele fremdländische, anderssprachige Gelehrte es ebenfalls lesen.

Dieses fatale Buch führte in der Folge zu zahlreichen Verfolgungen, Inhaftierungen, Anklagen, Folterungen und Verurteilungen, wobei nicht nur Körperstrafen verhängt oder Urteile gefällt wurden, die die Vermögen der Beschuldigten schmälerten, es wurden auch etliche Todesurteile wie Enthauptungen, Ersäufungen und Verbrennungen gefällt.

Wer nicht bereits während der grausamen Folterungen an den Folgen von Körperschädigungen (Brechen von Knochen, Zerrungen, Ausrenkungen, Blutungen etc.) oder geistigen Schädigungen (Apoplexie) und an starken Schmerzen starb, wurde durch die verhängten Todesurteile durch eigens bestellte Scharfrichter (nach rechtmässig gefälltem Urteil) ins Jenseits befördert.

Die Periode der gesteigerten Hexenverfolgung begann just mit dem Erscheinen des Hexenhammers, die bis in die Mitte des 18. Jahrhunderts andauern sollte, wobei der Höhepunkt der Verfolgungen auf das 17. Jahrhundert datiert wird.

Und in dieser Zeit konnte niemand ungestraft behaupten, dass die Existenz von Hexen oder Hexerei bloss eine Lüge sei. Niemand konnte die Hexerei als Märchen oder Aberglauben abtun, weil er jetzt in Gefahr geriet, als Ketzer, als Gottesverächter und Abweichler gegen die offizielle Kirchenmeinung, insbesondere als Häretiker oder als Häretikerin oder wie auch immer als ‚Abtrünniger', ‚Dissident', ‚Apostat', ‚Renegat' oder ‚Sektierer' angeklagt zu werden. Auch ein Martin Luther anerkannte die Hexerei (Hexenkünste), die Teufelsbuhlschaft (sexuelles Bündnis mit dem Teufel), den Hexensabbat (Hexenfest) sowie den Hexenflug und dergleichen als wahrhaftig und unbestreitbar an. Jedermann glaubte an Hexen und Schadenszauberei. Eine geistige Verseuchung bemächtigte sich nicht nur eines Volkes, sondern gleich mehrerer europäischer Völker!

Man glaubte daher auch an die Wirksamkeit von Schutz- und Abwehrmass-nahmen, von Gegenzaubereien und Schutzmitteln. So war es immer von Vorteil, beispielsweise Salz und Brot bei sich zu tragen, denn dies schütze vor dem Einfluss hexischer Verzauberungen.

Das allgemeingesellschaftliche Leben wurde mit einem Schlag gefährlich und niemand konnte noch sicher sein, dass ihn nicht gerade in diesem Moment ein Mitmensch denunzierte und der Hexerei oder Ketzerei beschuldigte. Denunziation war jetzt angesagt! Ein gesellschaftlicher Wahn breitete sich aus. Manchmal traf es immer wieder dieselbe Familie. Oft Frauen, Schwache und Kranke.

Verfolgung von Geisteskranken (von Dämonen Besessenen)
Neben vielen Frauen, die denunziert (angezeigt, gebrandmarkt) wurden, gerieten unter diese Verklagungsmaschinerie (Denunziation und Anklage) jetzt gehäuft auch Menschen mit einer intellektuellen Behinderung, geisteskranke Narren und Doren, nervenschwache Glaubensabtrünnige. Diesen seelisch kranken Menschen, diesen ‚Unvernünftigen‘ wurde vorgeworfen, sie hätten den Dämon (Teufel) absichtlich, beispielsweise durch eine sündhafte Untat oder wegen einer bestia-lischen Gotteslästerung, in ihren eigenen Geist hineingebeten und würden des-wegen dafür - durch diese Besessenheit - brutal bestraft, indem sie eben irrsinnig geworden seien.

Viele geistig Behinderte und Geisteskranke, die sich vielleicht in aller Öffentlichkeit sprachlich ungeschickt geäussert hatten, sei es, dass sie Witzeleien taten oder gegen Klerikale oder die Kirche fluchten oder in ihrer Psychose oder geistigen Verwirrung sonst wie frevelten, waren ihres Lebens nicht mehr sicher, konnten sie doch jederzeit eingekerkert und mit einem Dämon, der in ihnen wohne und sich ihrer Seele bemächtigt hätte, in Verbindung gebracht werden.

Manchen war die Anwesenheit von ‚unnützen Doren‘ ein Dorn im Auge, mussten sie doch, trotz ihrer gesellschaftlichen Nutzlosigkeit gerade auch in Hungers-zeiten, täglich durchgefüttert und ertragen werden, vielen ihren Angehörigen und der Allgemeinheit zur Last und bildeten das Gespött für die Versorger resp. Erzeuger, wie auch für die Städte und Kommunen. Im allgemeinen (Hexen)-Wahn der damaligen Zeit, wo es verboten war, sich vom Hexenglauben zu distanzieren und dies als Straftatbestand galt, wurde die Entledigung dieser Irren für die Bevölkerung wie für die Obrigkeit, auch für die Kirche, nun eine Leichtigkeit, hatten diese Geisteskranken doch keinerlei Rechte.

Die 'Therapie ultima':
Der Tod dieser gesellschaftlich unnützen 'Doren' wurde von den verbissensten Glaubenskriegern als '**therapia ultima**' angesehen, denn die verhängten Todesurteile sollte diese durch eigene Schuld vom Teufel besessenen, psychisch Kranken endgültig von ihren Leiden erlösen. Der Tod würde sie von den Dämonen befreien. Diese Dämonen hätten, so die damalige Denkweise, durch einen Succubus oder Incubus in sie fahren können. Die Besessenheit wurde als eigenverschuldet betrachtet.

Um hier aber einmal die Katholische Kirche aus dem Schussfeld zu nehmen, muss jetzt dringlich angemerkt werden, dass die Hexenverfolgungen keineswegs auf katholische Einflussbereiche beschränkt blieben und nur von geistlichen Inquisitoren Anklage erhoben wurde. Verfolgt wurde, zumindest ab dem Reformationsjahr 1517, auch von lutherischen Kirchen, in reformierten Gebieten wie auch in anglikanischen und puritanischen Kreisen und dies nicht zu knapp. Selbst Martin Luther, der grosse Reformator, bejahte die Existenz von Hexen. Auch er liess sie verfolgen, denn er war ebenfalls überzeugt von der Möglichkeit des Teufelspaktes (Teufelsbuhlschaft). So befürwortete auch er die gerichtliche Verfolgung und Hinrichtung von Zauberern und Hexen und eben auch von psychisch Kranken.

Erste Hexenverfolgungen sind zwar eindeutig der Katholischen Kirche anzulasten, die bereits früh eine 'Hexenketzersekte' in ihren Reihen vermutete und bereits um 1430 mit brutalen Verfolgungen begann um das **Gebiet des schweizerischen Genfersees**, näher um das Gebiet des Herzogtums Savoyen, im Piemont, in der Dauphiné, in der Schweiz im Raume des Kantons Wallis, aber auch im Waadtland und um Bern. Das weitete sich dann aus auf den Bodensee und Gegenden um den Oberrhein (Oberdeutschland). Betroffen waren Gebiete auch in Oberitalien, im Baskenland, im spanischen Katalonien, in Lothringen, Luxemburg.

Das Delikt der Hexerei bestand in:
- Teufelspakt
- Teufelsbuhlschaft
- Hexenflug
- Teilnahme am Hexensabbat
- Schadens- und Wetterzauber

Zur **Denunziation** und **Belohnung**

Speziell verhielt es sich innerhalb der Inquisition mit der Denunziation. Es war leicht mit dem Finger auf einen Unschuldigen zu zeigen, denn man hatte als Verräter resp. Denunziant nichts zu befürchten. Im Gegenteil: Die katholische Kirche, gefolgt von der reformierten Kirche, schrieb den bösen Hexen die schlimmen Zustände zu, die in diesen Jahrzehnten herrschten. Die Bevölkerung litt an Hunger und Krankheiten (an der Pest), die Ernten waren dürftig oder fielen aus, die Winter wurden immer kälter.

Aber es war nicht die ‚gesichtslose' Kirche, die gegen vermeintliche Hexen hetzte, sondern es waren ihre gelehrten Theologen, ihre Bischöfe, ihre Inquisitoren, ihre Beichtväter, ihre Prediger, Geistlichen und Pfarrer und ihre ihnen äusserst eng verbundenen religiös getriebenen Schäfchen und Gläubigen - aus beiden konfessionellen Lagern -, die die gerichtlichen Verfolgungen antrieben und legitimierten.

Daher konnte jede und jeder in den Verdacht fallen, eine Hexe zu sein. Es genügt vollauf, wenn einem die Nase des Nachbarn nicht gefiel oder im eigenen Stall eine Sau erkrankte, ein Huhn verendete, das eigene Kind kränkelte, um eine tatverdächtige Person bei den Behörden oder Geistlichen anzuzeigen und sie des Hexenzaubers zu verdächtigen resp. einer solchen Ursache zu bezichtigen.

Es genügte zu einer bestimmten Zeit an einem Haus vorbeizugehen, wo drinnen die Milch wegen Bakterien oder Hefen gerade sauer oder die Butter gerade ranzig geworden war. Ging zu dieser Zeit eine schöne Frau vorüber, galt sie sowieso als verdächtig.

Wurde jemand der Hexerei angezeigt und verdächtig, suchte man, erst im Prozessverfahren, in der Nachbarschaft zusätzlich Unterstützung für die manchmal vielleicht etwas unausgegorene und wankelmütige Anklage. Oft genügten nur Gerüchte oder Hetztiraden. Bald fanden sich weitere, die Sache unterstützende Denunzianten, die ebenfalls etwas gesehen, gehört oder gespürt haben wollen und alle taten sich dann in einer Art von **Anklageverschwörung** zusammen.

Alle diese Denunzianten wurden der Beschuldigten, der verdächtigen Hexe keinesfalls namentlich preisgegeben, also unter keinen Umständen verraten. Man hielt ihre Namen geheim, ihre Identitäten wurden der Angeklagten nicht mitgeteilt. So hatten diese Verleumder nichts zu befürchten und konnten ohne Probleme auch frei erfundene Geschichten vorbringen, die in einem Prozess gegen die angeklagte und zum Opfer gefallene Hexe oder den Hexerich verwendet werden konnten.

Der Denunziant (auch mehrere) erhielten im Falle einer Verurteilung zusätzlich noch eine **Belohnung**: er hatte chancenreiche Aussicht auf **einen Drittel des Vermögens** der angeklagten Hexe, mindestens jedoch auf **zwei Gulden**. Dies dürfte so manch einen zur Denunziation verführt haben.

Anmerkung: Teil 1, 14. Frage des Hexenhammers, Seite 131, nach J. W. Schmidt: *‚Dass die Hexen die schwersten Strafen verdienen, über alle Verbrecher der Welt. Betreffs der dritten Strafe werden, wenn die Ketzer katholische **Söhne** haben, diese zur Verfluchung dieses Verbrechens **der väterlichen Erbschaft beraubt.**‘*

Die angeklagte Hexe, es konnten auch Kinder und Tiere der Hexerei bezichtigt, angeklagt, gefoltert und hingerichtet werden, wurde daraufhin arrestiert, in den Kerker oder in irgend ein Verliess geworfen und darin eingesperrt – ohne jede Rechte der Verteidigung, vor allem, wenn es sich um ein Weib handelte. Nun versuchte man, ihnen ein Schuldeingeständnis abzuringen oder erzwang ein solches mittels teils heftigen Misshandlungen. Heute reden wir von strenger Folter. Es gab den Beruf des Folterknechtes. Es gab auch den des Scharfrichters. Viele Menschen wurden verurteilt und auf dem Scheiterhaufen verbrannt. Andere erfuhren den Tod durch Enthauptung. Wieder andere überstanden die sog. Hexenproben nicht. Ein Grossteil jedoch wurde bestraft, erfuhr eine Körperschädigung oder musste ihr Vermögen hergeben.

Verschiedene Hexenproben

Die Wasserprobe war eine der wichtigsten und oft angewandten Hexenprobe. Mit sogenannten ‚Hexenproben‘ versuchte man, angebliche Hexen zu erkennen. Indem man sie einer akuten Lebensgefahr aussetzte, testete man, ob sie sich aus der völlig aussichtslosen Situation durch ihre innewohnenden, magischen Kräfte, denen man ihnen als Hexe zuschrieb, selbst befreien konnten. Man warf sie in einen Fluss oder in den See und prüfte, ob die angeblichen Hexen darin – ohne Fremdhilfe, wegen ihres leichten Gewichtes – hätten überleben können. Die Wasserprobe endete tödlich, weil die meisten Opfer ertranken! Erst durch ihren Tod gestand man dann zu, dass es sich bei dieser Person um keine Hexe gehandelt haben musste. Schliesslich war sie ertrunken und hatte nicht überlebt.

Überlebte sie jedoch wieder erwarten wie durch ein Wunder, war sie dadurch der Hexerei überführt, dann verbrannte man sie als überführte und verurteilte Hexe in aller Öffentlichkeit. Beispielsweise, weil sie eine Teufelsbuhlschaft eingegangen war, sich in ein Tier verwandelt, am Hexenflug teilgenommen, ein Kind an den

Teufel geopfert oder magische Elixiere zusammengebraut oder sich des Vergehens des Schadenzaubers schuldig gemacht hatte. Eine beliebige Anschuldigung führte - nach strenger Folter - immer zu einem Eingeständnis und zur Verurteilung.

Obwohl das offizielle Gerichtsverfahren keine Hexenprobe vorsah und sie verboten war, griffen viele Gerichte auf sie zurück. Sie wollten sicher sein, ob die Angeklagte oder auch der Angeklagte eine Hexe resp. ein Hexer war. Je nach Gericht und Region galt die Hexenprobe einmal als schwacher, ein andermal als starker Beweis.

Neben der oben beschriebenen Wasserprobe gab es noch weitere Hexenproben:
- Feuerprobe
- Nadelprobe
- Tränenprobe
- Wiegeprobe

Die **Feuerprobe,** die bereits in früheren Jahrhunderten und bereits bei den Wikingern und Germanen durchgeführt wurden, bestand darin, Hautpartien mit glühenden Eisen oder Kohle zu verbrennen. Dabei wurde besonders darauf geachtet, ob Brandmale entstanden und wie lange die verbrannte Hautstelle zur Heilung benötigte. Wurde die Haut kaum versengt oder heilte sie schneller als innerhalb dreier Tage, galt das Opfer als Hexe.

Die **Nadelprobe** bestand darin, dass man die der Hexerei Verdächtigen nackt vor den Richter führte, manche mit kahl geschorener Kopfhaut. Man suchte dann nach pigmentierten Warzen, Leberflecken und ähnlichem. Man war überzeugt, dass der Teufel jedem Verbündeten ein Zeichen auf den Körper geprägt hatte. Diese Stelle des Körpers, so die Meinung, wäre schmerzunempfindlich und blutlos. Der Scharfrichter stach in diese Stellen hinein und man beobachtete die Reaktion der Verdächtigen. Die Stelle mit dem Leberfleck resp. der Warze durfte nicht bluten und auch der Schmerz sollte nicht vorhanden sein.

Die **Tränenprobe** bestand darin, dass man in den Gerichten wie in der Bevölkerung der Meinung war, dass eine Hexe nicht imstande war, zu weinen. So wurde eine angeklagte Hexe aufgefordert zu weinen und beobachtete dann ihren Tränenfluss. Dieser galt dann als Indiz für ihre Unschuld. Brach zudem jemand Verdächtiger während der Folter nicht in Tränen aus, galt auch das als Hinweis eine Hexe zu sein. Das war mehr als skurril.

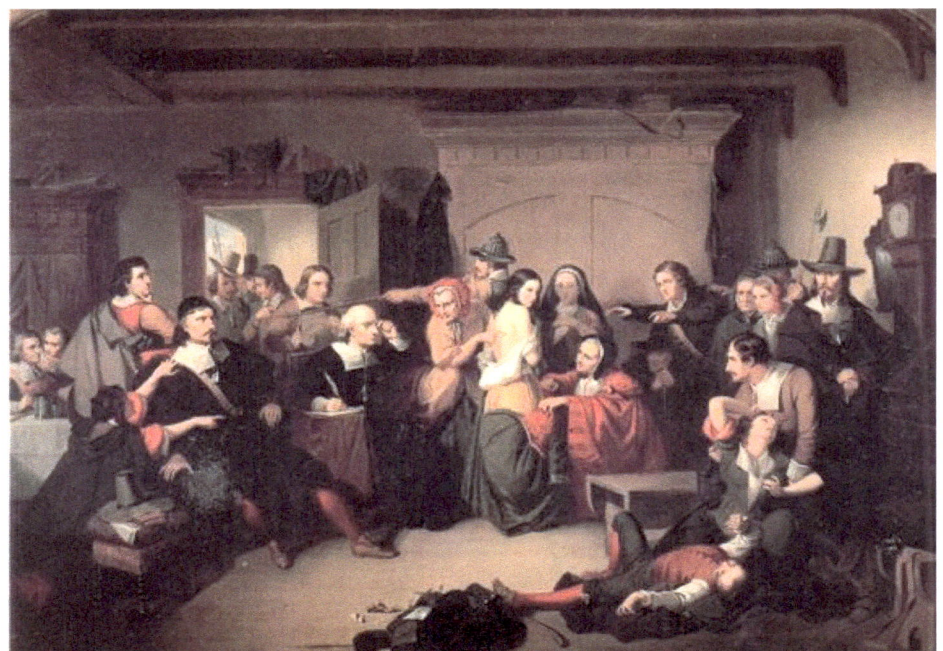

Von Tompkins Harrison Matteson (1813–1884) - Unbekannt, Gemeinfrei,
https://commons.wikimedia.org/w/index.php?curid=2752306

Auch die **Wiegeprobe** war skurril. Man stellte eine der Hexerei verdächtige Frau auf eine Waage, wobei sie nicht mehr als 5 KG wiegen durfte, resp. als Hexe - so die Annahme - nicht mehr wiegen konnte. Wog sie also weniger als 5 KG, war sie eine Hexe. Man nahm damals an, dass eine Hexe fliegen und auf dem Wasser wie ein Holzstück schwimmen könne. Wog sie also weniger als 5 KG, führte das zur Anklage. Die Begründung: Man nahm an, dass das geringe Gewicht der Angeklagten daher stamme, weil diese ihre Seele an den Teufel verloren (verkauft) hätte und die Seele, das Innerste eines Menschen, sei eben das Schwerste an einem Menschen.

Wog sie jedoch mehr als diese 5 KG, was immer der Fall war, beschuldigte man sie, dass die Waage durch die Macht des Teufels verhext und sie dadurch schwerer geworden sei. So wurden die Opfer im Prinzip immer angeklagt, wie schwer sie auch waren.

Im **zweiten Teil** des Hexenhammers wird dargestellt, was Hexen alles anrichten. Institoris beschreibt in diesem Teil zahlreiche Beispiele aus seinem eigenen Erfahrungsschatz, die nach ausgiebigen Folterungen gemacht wurden.

Zu beginn stellt Insitoris die Frage, ob jemand durch gute Engel geschützt werden könne, dass er von den Hexen auf keine Weise gehext werden könne. Die Antwort: Nein! Auch Unschuldige und Schuldlose und Gerechte können öfters von Dämonen getroffen werden. So die Meinung des Hexenhammers.

Aber seiner Meinung nach (Institoris) gäbe es doch drei Arten von Menschen, die von Gott begnadet sind, dass ihnen jenes scheussliche Geschlecht mit seinen Hexereien nichts anhaben könne:

1. Jene, die öffentliche Gerichtsbarkeiten gegen die Hexen üben oder durch irgendein öffentliches Amt gegen sie wirken und

2. Diejenigen, die nach den gehaltenen und heiligen Bräuchen, wie durch Besprengen mit Weihwasser, durch das Nehmen des geheiligten Salzes oder durch die am Tage der Reinigung geweihten Kerzen und durch den erlaubten Gebrauch der am Palmsonntag geweihten Zweige sich schützen (womit die Kirche exorzisiert), um die Macht des Dämonen zu schwächen und

3. Diejenigen, welche durch die heiligen Engel auf verschiedene und unzählige Arten begnadet sind.
Nachfolgend das Inhaltsverzeichnis, **zweiter Teil** und ein Auszug aus Kapitel 3:

Ausgabe J. W. R. Schmidt, Hexenhammer, Hermann Barsdorf Verlag, 1923.

‚Von der Art, wie die Hexen von Ort zu Ort fahren.
Kapitel 3.
Nun ist aber von den Zeremonien und Arten zu sprechen, wie sie bei ihren Taten zu Werke gehen; und zwar zuerst von dem, was sie für sich und die eigene Person tun; und weil **körperlich von Ort zu Ort zu fahren**, *wie auch* **fleischliche Unflätereien** *mit den* **Incubi** *zu treiben zu ihren Handlungen gehört, so werden wir über diese Einzelheiten einiges herleiten, und zwar zunächst von ihrer körperlichen Ausfahrt.*

Hier ist zu bemerken, dass dieses Ausfahren eine Schwierigkeit bietet, wie öfters gesagt ist, wegen einer Stelle der Schrift, nämlich XXIV, 5, Episcopi: ex concil Acquir . :
‚Es ist nicht zuzulassen, dass verbrecherische Weiber, die sich dem Satan ganz und gar ergeben, durch Täuschung der Dämonen und ihre Wahnvorstellungen irregeleitet glauben und erklären, dass sie zu nächtlicher Stunde mit der Diana, einer Heidengöttin, oder mit der Herodias und unzählig

vielen Weibern auf gewissen Tieren ritten und weite Länderstrecken im Schweigen der tiefen Nacht durchmessen, ihr auch wie ihrer Herrin in allem gehorchen' usw.

'Deshalb müssen die Priester Gottes dem Volke predigen, sie wüssten, dass alles dies falsch sei, und nicht vom göttlichen, sondern vom bösen Geiste solche **Wahngebilde** dem Geiste der Rechtgläubigen vorgespiegelt würden; wenn es aber doch richtig ist, (so ist zu sagen):
Satan selbst verwandelt sich in jene Gestalten und Körper verschiedener Personen und führt die Seele, die er gefangen hält, im Schlafe vermittels Gaukelei durch irgendwelche abgelegene Gegenden. usw.'

Aus dem zweiten Teil des Hexenhammers erfahren wir auch mehr über die Art des Ausfahrens der Hexen von Ort zu Ort.
Aus: Hexenhammer, II. Teil, Seite 34, 35 des J.W.R. Schmidt (Ausgabe 1923)

'Die Art aber des Ausfahrens ist diese: Wie sich nämlich aus dem Vorhergehenden ergeben hat, haben sie sich eine Salbe aus den gekochten Gliedern von Kindern, besonders solcher, die vor der Taufe von ihnen getötet worden sind, zu bereiten und nach der Anleitung des Dämons damit irgend einen Sitz oder ein Stück Holz zu bestreichen, worauf sie sich sofort in die Luft erheben, und zwar am Tage und in der Nacht, sichtbar wie auch unsichtbar, wenn sie es wollen, nach dem, dass der Dämon, und zwar durch das Hindernis eines Körpers einen anderen Körper verbergen kann, wie im ersten Teile dieses Werkes, über die gauklerische Vorspiegelung der Dämonenwerke gezeigt worden ist.

Aber mag auch der Dämon derartiges meist durch eine solche Salbe zu dem Zwecke vollbringen, die Kinder der Gnade der Taufe und der Erlösung zu berauben, so hat man doch auch oft gesehen, dass er ohne dies handelte, wo sie denn auf Tieren, die jedoch keine wahren Tiere, sondern Dämonen in deren Gestalt waren, die Hexen trugen; oder sie fahren bisweilen ohne jede äusserliche Beihilfe, nur durch die unsichtbar wirkende Kraft der Dämonen aus.

Erzählung einer sichtbaren Ausfahrt am Tage.
In der Stadt Waldshut am Rhein, in der Diözese Konstanz, lebte eine Hexe, die den Einwohnern sehr verhasst war und auch zu einer Hochzeitsfeier nicht eingeladen wurde, während doch fast alle Einwohner derselben beiwohnten.

Voll Zorn und Rachbegierde ruft sie den Dämon an und sagt ihm den Grund ihrer Traurigkeit, bittet auch, dass er einen Hagel erregen und alle Leute im Hochzeitszuge damit treffen möchte. Jener sagte zu, hob sie hoch und führte sie vor den Augen einiger Hirten durch die Luft hinweg, zu einem Berge nahe der Stadt.

Da ihr, wie sie später gestand, das Wasser fehlte, um es in eine Grube zu giessen, (welches Mittel sie, wie sich zeigen wird, beobachten, wenn sie Hagel erregen), da liess sie selbst in die Grube, die sie gemacht hatte, ihren Urin an Stelle des Wassers hinein und rührte das nach der gewöhnlichen Sitte in Gegenwart des Dämons mit dem Finger um.

Dann warf der Dämon die feuchte Masse plötzlich in die Luft und schickte einen Hagelschlag mit gewaltigen Schlossen, aber bloss über die Hochzeitler und Städter.

Als diese dadurch auseinandergejagt waren und sich dann gegenseitig über die Ursache besprachen, kehrte die Hexe nach der Stadt zurück, weshalb der Verdacht noch mehr bestärkt ward.

Als aber jene Hirten berichteten, was sie gesehen hatten, da wuchs der Verdacht gegen die Verbrecherin gewaltig. Sie ward also verhaftet und gestand, dass sie jene Tat deshalb verübt hätte, weil sie nicht eingeladen worden war. Wegen vielen anderen Hexentaten, die sie vollbracht hatte, ward sie eingeäschert.'

Im nächsten Abschnitt dieses Textes wird dann der Canon episcopi bemüht und gegen ihn geredet. Dies mündet in einer **Auflehnung gegen die Stelle des Canons,** in der der <u>Hexenflug (die Hexerei als solche) nur als Einbildung und Wahn von Menschen</u> hingestellt wird, der ansonsten unmöglich sei.

Wenn es darin weiter heisst:

*Weil das Gerede der Leute von solchen Ausfahrten fortwährend auch zu den gewöhnlichen Leuten dringt, so frommt es nicht, hier noch mehr von solchen Ereignissen zum Beweise einzufügen. Dies allein möge genügen **gegen** die, welche solche körperlichen <u>Ausfahrten entweder ganz leugnen oder doch zu behaupten versuchen, sie geschähen nur in der Einbildung und Phantasie.</u>*

Wenn sie schlechterdings in ihrem Irrtume gelassen würden, so wäre das ja gering, ja, nicht der Rede wert, wenn ihr Irrtum nur nicht dem Glauben zur Schande gereichte. Aber man sehe doch nur zu, wie sie, nicht zufrieden mit diesem Irrtume, sich nicht scheuen, auch noch andere vorzubringen und laut zu predigen, zur Mehrung der Hexen und zur Schädigung des Glaubens, indem sie lehren, dass alle Hexentaten, die jenen doch mit Recht, als den Werkzeugen der Dämonen, wahr und wirklich zugeschrieben werden, ihnen als Unschuldigen nur als vorgestellt und eingebildet, zuzuschreiben seien, sowie auch <u>die Ausfahrten als nur in der Phantasie lebende.</u> Darum sind auch die Hexen zur grossen Schmach für den Schöpfer mehrfach ungestraft geblieben, so dass sie sich bereits gar erschrecklich vermehrt haben. Auch die am Anfang angeführten Argumente können ihnen nichts nützen.

*Denn wenn sie an e r s t e r Stelle das Kapitel **E p i s c o p i** XXVI, 5. anführen, wo gelehrt wird, dass (die Hexen) nur in der Phantasie und Einbildung ausfahren, wer ist da so unklug, dass er schliessen wollte, dass sie nicht auch körperlich ausfahren könnten?!*

Denn wie könnte aus dem Schlusse jenes Canon, wo festgestellt wird, dass, wer glaubt, ein Mensch könnte in einen besseren oder schlechteren Zustand verwandelt, oder in eine andere Gestalt umgeändert werden, niedriger zu erachten sei als ein Heide und Ungläubiger — wie könnte daraus einer schliessen, dass die Menschen nicht durch gauklerische Vorspiegelung in

Tiere verwandelt werden, oder auch aus dem gesunden in den kranken, als aus dem besseren in den schlechteren Zustand gebracht werden könnten?!

Ein solcher Mensch, der so an der Schale der Worte des Kanons sich abmühte, würde mit seiner Ansicht durchaus gegen den Geist aller heiligen Doktoren, ja auch gegen den Geist und Sinn der Heiligen Schrift sein.

Daraus ergibt sich vielfach das Gegenteil, wie aus der genannten Stelle an sehr vielen Punkten im ersten Teile dieses Werkes gezeigt ist. Man muss also den Kern dieser Worte betrachten. In dem Sinne ist in der ersten Frage des ersten Teiles gesprochen, und zwar bei der Lösung des zweiten Irrtums unter den drei, die dort zurückgewiesen werden, dass den Priestern vielerlei an die Hand gegeben wird, dem Volke zu predigen.

Sie fahren nämlich sowohl körperlich als auch nur in der Phantasie aus, wie aus ihren eigenen Geständnissen ersichtlich, nicht nur derer, die eingeäschert worden, sondern auch anderer, die bussfertig zum Glauben zurückgekehrt sind.

Es ist ausserordentlich Interessant, wenn der Hexenhammer das Wort oder den **Begriff des ‚Wahns'** gleich an mehrerer Stellen und auch in verschiedenen Bezügen erwähnt und verwendet. Darin ist die Rede vom Liebeswahn und Liebesraserei, vom Hexenwahn, vom religiösen Wahn, vom Wahnsinn, vom abergläubischen Wahn, von Wahngestalt und Wahnvorstellung, von Wahnbildern und von Sinnestäuschung und dass man vor Schmerzen wahnsinnig werden könne.

Unter anderem schreibt Insistoris: *‚Der Wahnsinn z. B. ist nach den Aerzten am meisten disponiert zur Entfremdung des Geistes und folglich zur Aufnahme der dämonischen Bedrängnis.'*

Im **dritten und letzten Teil** des Hexenhammers befasst Institoris sich mit der rechtspraktischen Umsetzung von Hexenverfolgungen. Er ist eine Art von Anleitung zur Durchführung von Verfahren und gibt in zahlreichen Beispielen detailliert einige Regeln für die Hexenprozesse. Diesen dritten Teil kritisierte später ein **Friedrich von Spee**. Er kritisierte diese juristischen Methoden und speziell die darin beschriebenen Folterpraktiken.

Der Hexenwahn breitete sich weiter aus und der viel gedruckte Hexenhammer zeigte seine fatale Wirkung. Institoris rühmte sich bereits im Jahre 1491, mehr als zweihundert (200!) Hexen auf eigenes Antreiben entdeckt und an den Pranger geliefert zu haben. Sicherlich war er stolz auf sein Tun, vermutlich auch deswegen, vor allem Frauen zur Strecke gebracht zu haben.

Ob Institoris besonders frauenfeindlich war, kann nicht exakt eruiert werden, da die damalige Zeit allgemein vorwiegend Frauen in die Ecke der Hexerei gestellt hatte. So mag auch Institoris nur ein Kind und Opfer seiner Zeit gewesen sein.

Aber immerhin liegt es nahe, dass er getrieben sein konnte von einem religiös-fanatischen Frauenhass oder wenigstens einer klerikalen Frauengeringschätzung wie auch und von einer tiefen Angst und öffentlich zur Schau getragenen Abscheu vor jeglicher Sexualität mit weiblichen Wesen.

Eine solche Vermutung liegt auch insofern nahe, weil eine neutrale Beziehung zum Geschlecht der Frau oder eine freundschaftliche Empfindung gegenüber dem weiblichen Geschlecht auch ihm als Mönch eine so überzeugte und konsequente Verfolgung der Frau als Hexe, einen solchen religiösen, inneren Hass zumindest gemildert, wenn nicht unmöglich gemacht hätte. Die Psychologie des Menschen war damals zumindest ähnlich der heutigen, wenn nicht gleich. Um derart frauenfeindlich zu agieren, muss man von einer inneren seelischen Macht, einem gewissen religiösen Fanatismus angetrieben sein. Zumindest kann ein Fanatismus als Motivator für seinen Frauenhass reklamiert werden. Fanatismus und Frauenfeindlichkeit innerhalb einer Religion aber führt zum Zerfall dieser – früher oder später!

So richtete Institoris selber nicht nur fanatisch, sondern auch etwas satanisch über angebliche Hexenflüge und Hexenküchen, Schadenszauber etc. der Menschen. Hexen heckten ihm gemäss etwas Böses gegen das Christentum, resp. die Christenheit aus.

Seiner Meinung nach war der Antichrist dabei, die Welt zu erobern. Viele Menschen beiderlei Geschlechts, vor allem in deutschen Landen, würden vom katholischen Glauben abfallen und ihr eigenes Seelenheil missachten, so seine Anklage und die Aussage. So stand es doch auch im Erlass des Papstes Innozenz VIII., der ‚Summis desiderantes affectibus' nachzulesen.

Dem war Einhalt zu gebieten, denn das war Ketzerei, die mit dem Feuertod (der Einäscherung) bestraft werden musste. Diese Ketzerei betrieb Unzucht mit Teufeln, die sich unter die Männer und Frauen mischten und es sexuell mit ihnen trieben. Sie verbreiteten Bannsprüche, Beschwörungen und würden Kinder bereits im Mutterleib ermorden, ebenso wie sie nachwüchsige Tiere töten würden. Sie zerstörten, so Institoris, auch die Früchte der Erde, verunmöglichten gute Weinernten oder liessen die Nutztiere verkümmern.

Auch würden sie Menschen peinigen mit grausamen Qualen und Schmerzen, so dass Männer nicht mehr in der Lage seien, zu zeugen und Frauen die Leibesfrucht nicht zu empfangen. Bei ihnen geschah, so Institoris, alles aus einer fleischlichen Begierde, die gerade **bei Frauen unersättlich** sei. Und obendrauf trieben diese Frauen es auch mit den Dämonen, den Incubi, damit sie ihre unersättlichen Begierden befriedigen könnten.

Diese Hexen mussten also unbedingt aufgespürt, gefoltert und ausgetilgt werden. Selbst ein **Martin Luther** und ein **Johannes Calvin** schlossen sich diesem Wahn an und waren ebenfalls leidenschaftliche Hexenverfolger. Hexenverfolgung war damals auch bei vielen Protestanten en vogue.

Papst Innozenz VIII., Lebemann und angeblich Vater von 16 Kindern, hatte den Weg in diese schwärzeste Epoche Europas mit seiner Hexenbulle vorgebahnt. Auch die ihm nachfolgenden Päpste, der eine etwas verhaltener, der andere gegenteilig, schützten diesen verbrecherischen Hexenwahn und damit die todbringende, klerikale Inquisition jeweils Kraft ihrer apostolischen Autorität.

Die Hexenverfolgungen beschränkten sich jedoch nicht nur auf ‚Oberteutschland‘, sondern griffen auch auf andere europäische Kernländer über wie Polen, die

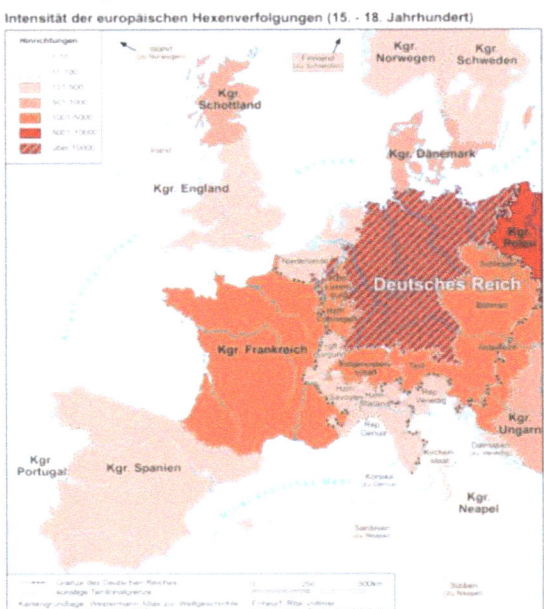

Schweiz, Norditalien (Südtirol), Mittel- und Süditalien, Österreich, Frankreich, Dänemark und Schottland und auch auf Spanien und Portugal, Ungarn, England, Norwegen und Schweden und Finnland, wie auch auf Luxemburg, Belgien und die Niederlande mit ihrer jeweils landesspezifischen Intensität.

Aus: https://fowid.de/meldung/hexenverfolgungen

Foltermethoden der Inquisitoren

Der Hexenhammer resp. die kirchliche Unterstützung des Inquisitors löste in Europa eine Welle von Hexenverfolgungen aus. Die Verfolgungsintensität war jedoch gebiets- und auch zeitweise unterschiedlich. In manchen Regionen blühte die Hexenverfolgung stark auf, in anderen wirkte sie eher verhalten im Hintergrund.

Man könnte der Intensität der Hexenverfolgung eine gewisse Verbindung zur jeweiligen gesellschaftlichen, wirtschaftlichen und politischen Lage nachsagen, die abhängig war von den verschiedensten Faktoren: Hungerkrisen und Missernten der Bevölkerung, Sterblichkeit durch Krankheit und Seuchen von Mensch und Tier, Heuschreckenplagen, Unwettertätigkeiten (Hagelschlag, Zyklone, Trockenheit, kleine Eiszeit), kriegerischen Konflikten, Reformationsbewegung, jeweilige Einstellung der herrschenden Oberschicht wie z. B. der Landesherren/Fürsten und den Hochgerichten und deren Juristen, Gerichtsbeamten, Notaren sowie den weltlichen Amtsträgern (Stadträten etc.) gegenüber der Hexenverfolgung, Einstellungen der jeweiligen klerikalen Mächte (Priester, Prediger, Landesbischof), dem unterschiedlichen Verfolgungseifer der jeweilig päpstlich beauftragten Inquisitoren und schlussendlich auch von den aktiven oder eher passiven Vorstellungen (Prozessdruck) der Bevölkerung über den Hexen- und Zaubereimissbrauch (Volksglauben).

Die Intensität der Hexenverfolgung korrelierte allerdings nicht immer mit den Zeiten von Hungerkrisen oder Epidemien, wie man lange annahm. Alle obgenannten Faktoren jedoch konnten die Intensität der Verfolgungen aber durchaus beeinflussen. Vermutlich war der Druck von der Strasse, also die Bereitschaft und die Forderung für und von Besagungen (Denunziationen) des unteren Volksstandes entscheidender: in Gebieten, wo viel **Aberglaube** (Superstition) die Gesellschaft antrieb, wo Besagungen an der Tagesordnung waren, so vermuten Wissenschaftler von heute, kam es auch zu mehr inquisitorischen Anklagen und Verfolgungen. Im Volksglauben existierten noch lange Vermutungen über Hexerei.

Institoris beschreibt im dritten Teil seines Hexenhammers zwar neben den Regeln der Hexenprozesse auch, wie die Angeklagten verhört werden sollen und darin ebenfalls unter welchen Voraussetzungen zu foltern ist, jedoch äussert er sich nicht direkt zu die speziellen Folterpraktiken, die dabei anzuwenden seien.

Die Hexenprozesse erforderten Beweise oder Beweismaterial, die vorzuweisen waren im Falle einer Verurteilung. Nur ein vager Verdacht allein genügte zwar für eine Besagung, nicht aber für die Verhängung der Todesstrafe, wenigstens in vielen Fällen nicht. Die ‚Wahrheit' musste also gefunden oder erfunden werden. Dazu entwickelte man verschiedene Methoden der Wahrheitsfindung. Eine schreckliche, aber durchaus tolerierte, ja geforderte war eben die Folter, die in etlichen Fällen bereits zum Tode der Angeklagten führte.

Man hatte die Vorstellung eines bestimmten Geständnisses für den zu bearbeitenden (Vor-)Fall, ein sogenanntes Wunschgeständnis, das das angeklagte Opfer zu erbringen hatte. Mit der Androhung von Folter oder der Betrachtung der Folterinstrumente und des Folterverliesses setzte man bereits viel psychischen Druck auf die Angeklagten aus. Dies geschah im anfänglichen, ersten Gespräch oder in einer ersten Begehung der Folterkammer.

Mancherorts fand die Untersuchung mit ausdrücklicher Absicht in der Folterkammer selber statt, um Eindruck auf die Angeklagten zu bewirken und Furcht einzuflössen. Die Folterung wurde anfänglich noch nicht angewandt, sondern es wurde nur damit gedroht, dem Angeklagten das Grauen vorgeführt. Blieb der (die) Angeklagte unbeeindruckt und machte unter diesem fürchterlichen Seelendruck noch kein (ein für die Richter zufriedenstellendes) Geständnis, suchte man in der weiteren Beurteilung des Prozesses erst einmal nach deutlichen Hexenmalen mittels der Nadelprobe, wie sie bereits beschrieben wurde.

Bevor es aber dazu kam, galt gemäss Hexenhammer folgendes Vorgehen als angesagt. (Hexenhammer: III. Teil, 14. Frage)

‚Über die Art, die Angezeigte zu den peinlichen Fragen zu verurteilen, und wie sie am ersten Tage peinlich zu verhören sei, und ob man ihr die Erhaltung des Lebens versprechen könne.

Was hat endlich der Richter an zweiter Stelle zu bedenken? Es besteht der Akt danach darin, dass er in der Weise, wie folgt, das Urteil fällt: ,,Wir, Richter und Beisitzer, die wir auf die Ergebnisse dieses von uns geführten Prozesses gegen dich, den und den, von dem und dem Orte der und der Diözese, achten oder seine Ergebnisse erwägen, finden nach sorgfältiger Prüfung aller Punkte, dass du in deinen Aussagen veränderlich bist, weil du nämlich sagst, du habest die und die Drohungen ausgestossen, aber nicht in jener Absicht. Und doch sind nichtsdestoweniger verschiedene Indizien vorhanden, welche genügen, dich den peinlichen Fragen und Foltern auszusetzen. Deswegen erklären, urteilen und erkennen wir, dass du am gegenwärtigen Tage und zu der und der Stunde den peinlichen Fragen und Foltern ausgesetzt werden sollst. Gefällt ist dieses Urteil" etc.

Zweitens besteht der Akt darin, dass, wie vorausgeschickt worden ist, (der Richter) auch jetzt noch nicht zum peinlichen Verhör bereit ist, sondern (der Angeklagte) im Gefängnis zur Strafe und nicht mehr bloss zur Bewachung, wie bisher, festgehalten wird. Dann lässt (der Richter) jenes Freunde **(ein Freund des Angeklagten. A.d.A.)** *herbeiholen und stellt ihnen vor, dass er*

der Bestrafung entginge und vielleicht dem Tode nicht überantwortet würde, **_wenn er die Wahrheit gesteht_**, während er sonst bestraft wird; und ermahnt sie, dass sie den Angezeigten dazu bringen möchten. Denn das häufige Nachdenken, das Elend des Kerkers und die wiederholte Belehrung seitens rechtschaffener Männer machen ihn geneigt, die Wahrheit zu bekennen. Wir haben gefunden, dass die Hexen durch solche Belehrungen dermassen stark gemacht worden waren, dass sie zum Zeichen des Widerstandes (gegen den Teufel) auf die Erde spien, gleichsam dem Teufel ins Gesicht, und sagten: ,,Geh weg, verfluchter Teufel! Ich werde tun, was recht ist", und in der Folge ihre Verbrechen gestanden.'
Aus: Hexenhammer, III. Teil, Seite 84 und 85, des J.W.R. Schmidt (Ausgabe 1923)

Nun wurde die Hexe durch ehrbare Frauen vorgängig entkleidet, bevor sie die Strafe im Kerker antrat. ,Wenn man aber auf den Angezeigten in passender Weise gewartet, ihm angemessene Zeit gewährt und ihn vielfach belehrt hat, und der Richter im guten Glauben meint, dass der Angezeigte die Wahrheit leugne, so verhöre man ihn peinlich in mässiger Weise, nämlich ohne Blutvergiessen.'

,Während die Werkzeuge aufgestellt werden, soll der Richter für sich und durch andere gute Männer und Glaubenseiferer den peinlich zu Verhörenden bewegen, die Wahrheit frei zu gestehen; und wenn er nicht gestehen will, übergeben sie ihn den Bütteln **(Gerichtsdienern A.d.A.)**, dass er ans Seil gebunden werde oder andere Werkzeuge zu spüren bekomme; und dabei sollen sie sogleich gehorchen, aber nicht fröhlich, sondern gleichsam erschrocken. Danach wird er wieder auf die Bitten einiger losgelassen, auf die Seite gezogen und wiederum zu bewegen gesucht und bei dem Bewegen belehrt, dass er dem Tode nicht übergeben wird (,wenn er gesteht).'
(Hexenhammer, Teil III, S. 86)

Entweder, man erhielt ein Geständnis der Hexen oder sie leugneten weiter. Erst danach praktizierte man die Folter, nun aber mit grosser Brutalität, die in vielen Fällen aufgrund der unsäglichen Schmerzen, dem Blutverlust und der seelischen Qual, welche die Opfer dabei erfuhren, zu einem (erpressten) Geständnis führten. Das Geständnis war zwar nicht immer gleichbedeutend einem Todesurteil, aber es hatte so oder so heftige Folgen für die der Hexerei (die ja auch eine Ketzerei-anklage war) bezeichneten Personen. Eine Bestrafung war ihnen jetzt gewiss.

Schlau war das Vorgehen bei der Folterung, wie sie der Hexenhammer beschrieb, weil der Hexe nicht nur während der physischen Tortour ein Geständnis quasi ab-gefoltert wurde, sondern auch an einem anderen, neutralen Ort ein wiederholtes Geständnis, also ohne Folterdruck entnommen wurde. Denn es heisst im Hexen-hammer (S. 88 des gleichen Teils): ,Während dies geschieht, schreibe der Notar alles im Protokoll auf: wie sie gefoltert und wonach sie befragt und wie geantwortet wird. Beachte: wenn sie infolge der Folterungen gesteht, dann werde sie nach einem anderen Orte geführt, damit (der Richter) von neuem ihr Geständnis vernehme und (wisse,) dass er es nicht nur mittels der Macht der Folterungen vernommen habe.'

Wurde eine erste Folter abgebrochen ohne ein Geständnis der Hexe, durfte man keine zweite Folterung ansetzen, ohne neue Indizien oder Belastungen vorzutragen. Das war gemäss Gesetz nicht erlaubt. Eine neuerliche Folterung konnte also erst in Erwägung gezogen werden, dass man den Fall neu darstellte und die Vorwürfe ausweitete.

Nun kam die angeklagte und gefolterte, aber ungeständige Hexe wieder zurück in ein Verliess (Kerker, Hexenturm), diesmal jedoch nicht allein gelassen, sondern überwacht. Institoris mahnte die Richter, dass jetzt beständig Wachen bei der Hexen zu sein hätten, weil sie – allein gelassen – vom Teufel besucht werden könnte oder dass Gott den Teufel zwingen würde, die Hexe zu verlassen oder dieser selbst die Hexe in diesem Stadium freiwillig verlassen könnte oder sie sich selbst den Tod (Suizid) antun könnte. Diesen ‚freiwilligen‘ Selbstmord musste verhindert werden, ansonsten der inquisitorische Prozess nicht erfolgreich hätte abgeschlossen werden können.

Im weiteren Prozessverlauf der Inquisition, so mahnte Institoris den Richter, solle dieser vermehrt darauf schauen, ob die Hexe bei den weiteren Verhören und Folterungen weinen könne. Die Meinung damals war, dass wirkliche Hexen eben nicht weinen könnten.

Der Richter sprach: (Hexenhammer, gleicher Teil, S. 90/91):
‚Ich beschwöre dich bei den bittersten Tränen, die unser Heiland und Herr, Jesus Christus am Kreuze zum Heile der Welt vergossen hat, und bei den brennendsten Tränen der glorreichsten Jungfrau, seiner Mutter selbst, die sie über seine Wunden zur Abendstunde hat fliessen lassen, und bei allen Tränen, welche hier in der Welt alle Heiligen und Auserwählten Gottes vergossen haben, von deren Augen (Gott) jetzt jede Träne abgewischt hat, dass du, sofern du unschuldig bist, Tränen vergiesst; wenn schuldig, keinesfalls. Im Namen des Vaters und des Sohnes und des heiligen Geistes ✝. Amen. ‘

Die Hexe wurde im Kerker nicht nur ausgezogen, sondern es wurden ihr auch alle Haare geschnitten, weil man darin nach Amuletten oder anderen Hexenmitteln suchte, die verhindern konnten, dass sie die Wahrheit sagte. Man hatte befürchtet, dass beispielsweise ein nicht entdeckter, heimlich eingenähter Faden einer anderen Hexe in die Kleidung der angeklagten Hexe bewirken könnte, dass die angeklagte Hexe nicht imstande sei, wegen diesem Faden zu gestehen.

Widerrief eine gefolterte Hexe zu einem späteren Zeitpunkt ihr Geständnis, wurde brutal weiter gefoltert, bis sie ihr Dementi ebenfalls widerrief. Neben der Folter gab es auch noch die Möglichkeit des Hexenbades, wobei die verdächtige Person ins Wasser geworfen wurde und zwar mit auf dem Rücken verbundenen Händen und zusammengeschnürten Beinen, was ihren Tod bedeutete.

Die Eisenprobe war ebenfalls eine Methode der Wahrheitsfindung. Dabei drückte man der vermeintlichen Hexe ein glühendes Eisen in die Hände oder liess sie über heisse Kohlen laufen. Falls die Wunden schnell abheilten, galt das als untrügliches Zeichen, verhext zu sein.

Mit den unmenschlichen Foltermethoden, mit denen man Tausende von Hexen, aber auch Hexenmeister unter unvorstellbaren Schmerzen und Torturen zu erzwungenen Geständnissen führte, nahm man immer wieder leichtfertig den Tod der Angeklagten in Kauf, obwohl dies gerichtlich nicht erlaubt und auch nicht vorgesehen war.

Einige dieser **verschiedenen Foltermethoden resp. Folterarten** seien hier aufgelistet. Heute mögen sie uns bereits als Strafen gelten, waren damals aber keine solchen, sondern wurden nur als **Methoden zur Wahrheitsfindung** angesehen. Die Folter war keine Bestrafung. Man wollte eben von den Denunzierten unter allen Umständen ein Geständnis erwirken. Die Folter war damals nicht verboten und auch nicht verpönt, sondern gehörte als unbedingter, wichtiger Bestandteil zum Prozess der Inquisition.

Auspeitschen
Ausgepeitscht wurde mit Riemen, Peitschen oder Ruten meistens die Partien des Rückens, der Oberarme und des Gesässes. Dabei entstanden teils tiefe und gut sichtbare Narben. Die Auspeitschungen waren äusserst schmerzhaft und blutig und manch einer gestand jetzt, weil diese Tortur ihn geschwächt hatte. Viele Geständnisse erfolgten um weiteren schmerzhaften Auspeitschungen auszuweichen.

Strappado oder Pfahlhängen
Das Pfahlhängen nannte man auch das ‚Aufziehen'. Mit hinter dem Rücken zusammengebundenen Händen wurden die Folteropfer in die Höhe gezogen, lange Zeit hängen gelassen, um sie dann ohne Vorwarnung fallen zu lassen. Kurz vor dem Boden spannte sich das Seil und dabei wurden den Opfern durch die Zugkräfte unaushaltbare Schmerzen im Schulterbereich zugefügt.

Vielen Opfer wurden dabei die Arme ausgekugelt (Luxation des Schultergelenkes), oft wurden Teile der Achseln und des Schultergürtels zerrissen (Muskeln, Sehnen). Die Methoden waren äusserst grausem, wie viele weitere Folterarten auch. Die

Scharfrichter kannten keine Gnade. Zwischen den einzelnen Tortouren wurden die Opfer, so sie denn nicht ohnmächtig waren, erneut zu ihrem Hexereidelikt befragt und so Geständnisse herausgepresst.

Der Sadismus der Folterknechte und der Inquisitoren kannte keine Grenze. Teils hängte man zusätzlich noch schwere Eisengewichte an die Füsse der Gefolterten, um so die Zugbelastung auf die Arme und die Schulterpartien zu erhöhen. Das Strappado wurde jeweils bei schweren Vergehen angewandt.

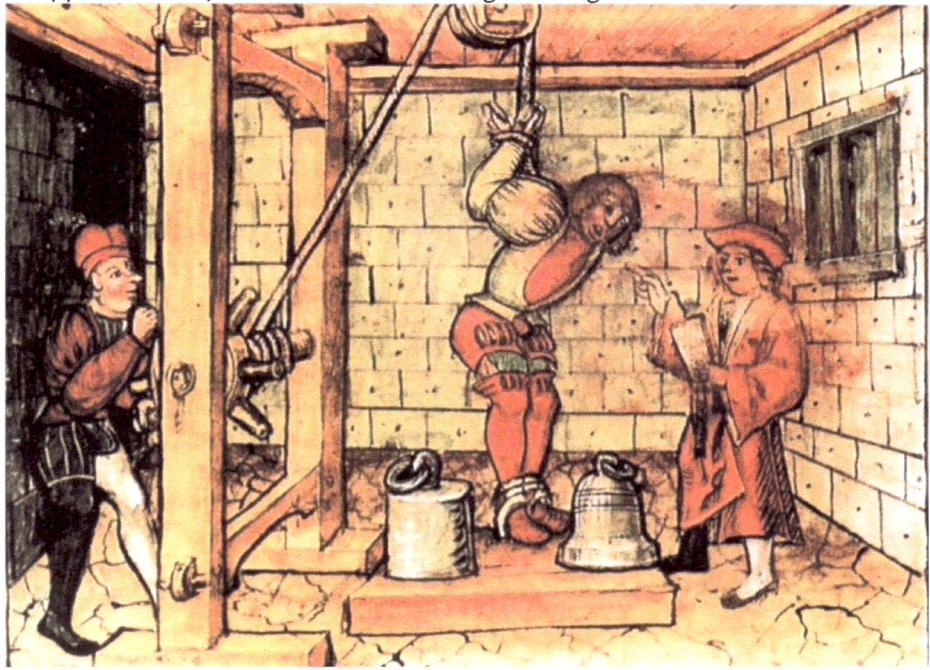

Bild aus: Hans-Jürgen Wolf - *Geschichte der Hexenprozesse*, Hamburg: Nikol Verlagsgesellschaft mbH 1998 (Sonderausgabe) S. 124

Im Hexenhammer wird das Pfahlhängen umschrieben. *,Während sie aber vom Fussboden hochgehoben wird, wenn sie in solcher Weise gefoltert wird, lese der Richter die Aussagen der Zeugen mit Angabe der Namen vor, oder lasse sie vorlesen; indem er sagt: ,,Siehe, durch die Zeugen bist du überführt!"'* (Hexenhammer, gleicher Teil, S. 99)

Auch die Urteilsfindung mittels einem glühenden Eisen umschreibt der Mönch Institoris (Kramer) in seinem Hexenhammer (S. 100): *,Schliesslich, wenn er sieht, dass sie ihre Schandtaten nicht enthüllen will, wird er sie fragen, ob sie sich zum Beweise ihrer Unschuld dem (Gottes)urteil des glühenden Eisens unterziehen wolle; und weil dies alle wünschen, da sie* *wissen, dass sie durch die Dämonen vor einer Verletzung bewahrt werden, woher man auch erkennt, dass sie wirklich Hexen sind, so wird der Richter erwidern, mit welcher Frechheit sie sich so grossen Gefahren aussetzen könne; und alles werde aufgeschrieben. Dass aber jenes Gottes(urteil) mit dem glühenden Eisen ihnen nicht zu gestatten sei, wird sich weiter unten ergeben.'*

In seinem Hexenhammer begründete Institoris auch die Ablehnung der vorübergehenden Freilassung gegen eine Bürgschaft. Die Hexe wurde in ein (anderes) sicheres Verliess geführt, wo ehrenhafte Männer auf sie einredeten, um sie für ein Geständnis zu motivieren. Immer mit der angeblichen Zusage des Richters, sie zu verschonen, also ihr gegenüber im Falle eines Geständnisses Gnade walten zu lassen. Eine Gnade, die dann bei der Verurteilung doch nicht gewährt wurde.

Auch liess er ehrwürdige, der Angeklagten bekannte und freundschaftlich gesinnte, männliche Personen in ihren Kerker, die dann am Abend behaupteten, es sei jetzt leider zu spät für eine Rückkehr, um die Nacht bei einem Essen bei der Angeklagten zu verbringen, sie in ein vertrauliches Gespräch zu locken, welches heimlich von Gerichtsdienern belauscht werde. Auch hier zeigte Institoris viel Hinterlistigkeit und Schlauheit, um ein Geständnis zu erhaschen.
(Hexenhammer, gleicher Teil, S. 102)

Zurück zu den Folterpraktiken:
Nebenbei sei vermerkt, dass in den deutschen Konzentrationslagern das Pfahlhängen ebenfalls praktiziert wurde. Das Strappado-Foltern war den Nazis bekannt und wurde von ihnen als Disziplinierungs- und Strafmassnahme angewandt.

Das Brustausreissen
Eine weitere, ebenfalls äusserst schreckliche Foltermethode war das Brustausreissen der Frauen. Der sog. ‚Brustausreisser‘ war ein Eisenwerkzeug, welches an der weiblichen Brust angesetzt wurde, um diese abzureissen oder zumindest zu verletzen. Das Eisen wurde kalt wie heiss verwendet. Das männliche Pendant nannte man ‚Glied- oder Hodenreisser‘, wobei der Zweck ja ebenfalls auf der Hand lag.

Gespickter Hase, die Streckbank

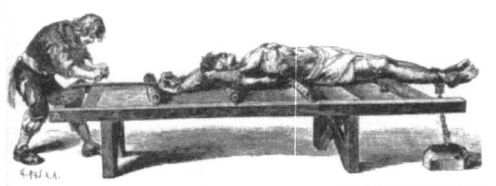

Bild: https://dragoron.de.tl
/Hexenverfolgung.htm

Dieses Folterinstrument war eine hölzerne Liegepritsche, welche mit mehreren mit Eisendornen gespickten Walzen ausgestattet war, wobei eine Streckvorrichtung den Gefolterten, darauf rücklings oder auch bäuchlings gelegt, über diese Rollen zog. Auch diese Tortur war ungemein schmerzhaft und führte zu Knochenbrüchen und anderen Verletzungen.

Die Streckbank hingegen war eine Folterliege mit einer Winde. Der Angeklagte wurde liegend an Händen und Füssen darauf gelegt und gegenseitig gezogen und zwar so stark, dass der Körper überstreckt wurde, was schmerzhaft war, weil oft Gelenke ausgerenkt wurden oder die Muskeln und Sehnen (der Arme und Beine) sich von den Knochen rissen.

Die Camera Silens
Diese Foltermethode beruhte auf der Isolierung des Angeklagten in einem möglichst schalldichten Raum ohne jegliches Licht. Sie wurde oft tagelang, manchmal wochenlang in diesem hermetisch abgeriegelten Raum eingesperrt (**Deprivation der Sinne**), also regelrecht von jeglicher Umwelt isoliert, was psychische Probleme nach sich zog, wie Halluzinationen und Angstzustände, jedoch keine physischen Foltermerkmale (Wunden) nach sich zog.

Um hier einmal einen Schwenk auf unsere Zeit zu machen: In den Psychiatrien des 20. Jahrhunderts fehlten solche ‚Beruhigungskammern' nie. Sie wurden jedoch als **Isolationszimmer** oder etwas beschönigend auch als ‚**Time-out-Zimmer'** benannt.

Eiserne Jungfrau
Auch sie war eine schreckliche Foltermethode, die oft zu tödlichen Verletzungen führte. Die ‚Jungfrau' war ein Holzkasten, eisenbeschmiedet und mit innseitigen Spiessen ausgestattet. Der Angeklagte oder Gefangene wurde in die Jungfrau gedrückt, diese mit Druck geschlossen, bis die Eisenspiesse die betroffenen Körperteile (Beine, Brustkorb, Bauch etc.) durchstachen. Viele verbluteten darin.

Ertränken (Hexenbad)
Das Ertränken war eine Todesstrafe und auch eine beliebte Hexereiprüfung. Ein Angeklagter wurde in einen Käfig gesperrt und ins Wasser gelassen und darin eine längere Zeit belassen, so dass er zu ersticken drohte. Andere Ertränkungsmethoden bestanden darin, den zu Folternden oder zu Tötenden mit langen Stangen immer wieder unter Wasser zu drücken. Dann wurde er, noch lebend, wieder hochgezogen und von ihm ein Geständnis erpresst.

Die Garrotte (Würgeeisen)
Sie war eine Würgschraube und wurde sowohl zur Folter wie auch zur Hinrichtung verwendet. Der Verurteilte oder der Hexerei Verdächtigte wurde an einen Pfahl gebunden und vom Folterknecht oder Henker von hinten mit einer Würgschraube solange gewürgt, bis der Verurteilte keine Luft mehr bekam und erstickte.

Garrotten wurden im letzten Jahrhundert noch immer angewandt um verurteilte Verbrecher zu exekutieren, so z. B. 1901 auf den Philippinen.

Verstümmelungen
Oft nahm der Inquisitor Verstümmelungen am Leibe des der Hexerei Verdächtigen zum Zwecke eines Geständnisses in Kauf. Verstümmelungen erfolgten jedoch nicht überall zu Folterzwecken, oft waren sie gerichtlich verhängte Bestrafungen wegen Diebstahls und dergleichen. Verstümmelt wurden Hände, Füsse, die Zunge, Nase und Ohr. Das Händeabhacken kennt man noch heute bei gewissen östlichen Religionen.

Die Judaswiege (Ziegenbock)
Die Judaswiege war eine Art Stuhl, ein Dreibein, dessen Sitz spitzig nach oben hin gefertigt war, also eine Form der Pyramide zeigte. Darauf wurden die Hexen nackt – was eine zusätzliche Demütigung darstellte – gesetzt, was natürlich zu einer starke Verletzung im Vaginal- oder Afterbereich des Opfers führte. Manche wurde auf diesen pyramidenförmigen Sitz hinaufgeworfen, bereits das Eigengewicht des Körpers führte zu heftigsten Schmerzen und Verwundungen.

Die Mund-Birne
Der birnenförmige metallene Gegenstand verfügte über eine Spreizwinde oder Spreizschraube. Daher erhielt sie auch den Namen ‚Spreizbirne'. Der Hexe wurde diese Mundbirne gegen ihren Willen in den Mund gesteckt und dann an der Spreizwinde soweit gedreht, bis der Kiefer derart gespreizt und geöffnet war, dass er drohte zu brechen.

Die Mundsperre
Sie diente zur Verhinderung des Sprechens. Die Mundsperre wurde um den Kopf gebunden derart angelegt, dass die Hexe oder der zu Folternde nicht mehr deutlich sprechen konnte. Der Speichelfluss, der auftrat, weil man in diesem Zustand mit weit geöffnetem Mund nicht mehr schlucken konnte, war hinderlich und für die Hexe beschämend. Es gab Mundsperren, die aussahen wie Schweineköpfe, quasi eiserne Helme, die über den Kopf gestülpt wurden, wobei eine eiserne Sperre, eine Art Dorn, in den Mund ragte und dieselbe Funktion ausübten.

Im Zusammenhang mit der Mundsperre kann auch der **Schwedentrunk** genannt werden. Es war die Bezeichnung für eine Form der Wasserfolter, bei der der Hexe via einen Trichter eine Unmenge Wasser, vermischt mit Urin und Jauche, eingeflösst wurde, die er schlucken musste. Die Schmerzen durch eine zu grosse Wasseransammlung im Bauch waren unerträglich, dazu kamen Verätzungen der Speiseröhre durch das Jauche-Uringemisch sowie die Bakterieninfektion im Bauch, die zu Übelkeit, Erbrechen, Fieber und Durchfall führte.

Die Spannische Spinne
Sie war eine eiserne Klammer, die an verschiedene Körperstellen angeheftet, angeklammert werden konnte. Solche Stellen waren bei Hexen beliebterweise die Brüste oder die Innenschenkel. Manchmal wurden die Hexen daran hochgezogen, die Klauen rissen dann Teile der Haut ab und die Hexe fiel zu Boden.

Viele dieser Folterpraktiken zeitigten ein hohes Geständnis- und Beichtpotenzial. Kaum eine Hexe hielt diese Schmerzen aus, ohne sich mittels einer gelogenen Beichte davon befreien zu wollen. Die meisten Menschen brachen unter dieser Last des Schmerzes und der Pein zusammen und gestanden die unsinnigsten und obskursten Sachverhalte.

Zusammenfassung der Hexenprozesse
Der Hexenhammer war eine Art von Gebrauchsanweisung für die Hexenprozesse. Er wurde in deutscher Sprache verfasst, was den Hexenverfolgungen in der sog. Neuzeit exakt in deutschsprachigen Gebieten grossen Vorschub leistete. Die Verfolgungen nahmen auch deshalb zu, weil die Folter nicht als Strafe angesehen wurde, sondern als Instrument der Wahrheitsfindung, also die unabdingbare Voraussetzung für Geständnisse waren, die dann auch in rauen Mengen erfolgten.

Im Verbund mit der straffreien ‚Besagung' (Denunziation, die Geld und Vermögen einzubringen vermochten) förderte die Folter die Anzahl der Hexenverfolgungen, wie auch die Anzahl der an beispielsweise Hexensabbaten beteiligten Menschen, was eine wahre Prozesslawine auslöste, die um die Gebiete Deutschlands, der Schweiz und Oberitalien (Tirol) eine besondere Heftigkeit erfuhr, sich aber in Europa inkl. England bis nach Amerika (Salem) ausbreitete.

Offiziell fand der Hexenhammer weder in der Kirche noch bei weltlichen Gerichten eine Anerkennung, exakt wie die Hexenbulle, jedoch eine hohe Bekanntheit. Zwar verbreiteten sich die Hexenverfolgungen unabhängig vom Hexenhammer aus, rein nur durch den Antrieb resp. den Motor der Denunziation durch die Bevölkerung (Volksglaube) untereinander und durch die Erfolge mittels der Folter.

Die Hexenverfolgung geschah in beiden Kirchen, sowohl in der Protestantischen wie in der Katholischen. Beide Kirchen befürworteten den Tod der Hexen und Häretiker durch das Feuer, sprich den Scheiterhaufen. Beide Kirchen kannten den Akt der Gnade, der die Hexe dem Feuertod entriss, indem sie vorher enthauptet, erdrosselt oder gehängt (Genickbruch) wurde. Der Akt der Gnade entsprach also nicht der Freilassung oder der Vergebung.

Da innerhalb der Geschichtsschreibung - bzgl. Hexenverfolgung - einer grossen Verfälschung Vorschub geleistet wurde, sei in den nachfolgenden Punkten versuchsweise nochmals zusammengefasst, was eher einem Faktum, als einer Fantasie entspringt. Sei es trotz allem möglich, dass die weitere Geschichtsforschung gleichwohl neue Erkenntnisse hervorbringen kann, die den nachfolgenden Darlegungen vielleicht einst widersprechen werden.

1. Die Zahl der Opfer ist noch heute weitgehend unbekannt. Wir reden von einem Zeitraum von rund 300 bis 400 Jahren des Hexenglaubens in Volk und Kirchen, für die Geschichtsforschung ein langer Zeitraum. Die neuere Forschung spricht von 40'000 bis 60'000 Toten. 80% waren Frauen. Die Anzahl der geführten Prozesse jedoch war eklatant höher, wir können aufgrund der Getöteten auf das Zehnfache extrapolieren.

2. Das Kernanliegen der religiös-kirchlichen Inquisition war die Bekämpfung und Angst vor der Ketzerei (Häresie) und die Angst vor dem Abfall des rechten Glaubens. Das Kernanliegen des Volkes und der weltlichen Gerichte jedoch war eher die Verfolgung der Hexen und des bösen Schadenzaubers. Zu einer Anklage wegen Hexerei und Schadenszaubers etc. kam es im Volk bereits, weil eine Frau nur mit sich Selbstgespräche führte, was meistens als Ausdruck einer psychischen Auffälligkeit gedeutet wurde und für eine Denunziation genügte.

Bei psychisch kranken und auffälligen Menschen waren die Dämonisierung und die Besessenheit Zielrichtung für eine Klage. Der Exorzismus spielte bei dieser Gruppe von der Hexerei angeklagten Menschen eine grössere Rolle. Die Grundauffassungen von damals retteten sich bis in die heutige Zeit, wo der Exorzismus noch immer eine gewichtige Rolle spielt, gerade auch in der Katholischen Kirche, aber auch in bibeltreuen Freikirchen und kirchlichen Sekten.

3. Die Zahl der Opfer war auf weiblicher Seite eklatant höher. Je nach Gebiet lag die Anzahl der getöteten Frauen im Verhältnis zu der von Männern bei etwa 80 % (Frauen) zu 20 % (Männer). Allerdings gab es Gegenden, in denen mehr männliche Hexer denunziert, angeklagt und nach der Gerichtsverhandlung umgebracht wur-

den, so in Island, in Estland und in Finnland. In diesen Ländern entwickelte sich zu bestimmten Zeiten ein etwas anderes Hexenstereotyp.

Womöglich lag die Herauskristallisation des erwähnten Hexenstereotypes eben an der Auslegung des bereits erwähnten Bibelzitates: ,*Eine Hexe sollst du nicht am Leben lassen*', welches im ²· Buch Mose, Exodus 22, Vers 17 nachzulesen ist. Dieser Satz, so wie er halt einmal dasteht, kann man in unterschiedlichen Bibelausgaben verschiedenartig nachlesen, auslegen und verstehen. Einmal steht da auch: ,*die Zauberer sollst du nicht leben lassen*'. Auch gewisse weitere Bibelverse haben dies eben so an sich, was nicht nur die Bibel anbelangt, sondern auch andere Gesetzesbücher betrifft.

Das Hexenstereotyp wandelte sich auch je nach Gebiet, Zeit und Religionszugehörigkeit von der alten, armen und verwitweten Frau, die früher stark unter Hexereiverdacht stand, zur jungen und schönen, ledigen oder auch verheirateten Frau, der man etwas später die Ausübung der Hexerei nachsagte. Der Stereotyp veränderte sich auch dahingehend, dass es nun auch Kinder und Jugendliche und auch männliche Amts- und Würdenträger wie Geistliche treffen konnte.

Das weibliche Geschlecht traf es insbesondere auch hart, weil sie eine dem Manne untergeordnete gesellschaftliche Stellung innehatte und weil ihr bestimmte häusliche Pflichten und Arbeitsteilungen in dieser mittelalterlichen Zeit oblagen: sie war Mutter und Erzieherin von Kindern, zuständig für die Versorgung des Haushaltes und die Zubereitung der Mahlzeiten, verantwortlich auch bei der Geburtshilfe und für die Krankenpflege und in dieser zuständig für die Herstellung von Heilsalben und Heilkräutern etc. und oft auch beteiligt und verantwortlich für die Tagesarbeit am Kleinvieh und für das Melken des Milchviehs. Gerade in diesen Sparten gab es häufig Anklagen über Schadenszauberei und Verhexung.

Dieser Umstand schien privilegiert auf die Ausübung des Schadenzaubers durch die Frau zu zielen, insofern, dass wenn in ihrem Wirkungsbereich etwas schief ging und beispielsweise ein Kind oder Pflegebedürftiger unter ihren Händen verstarb oder das Kleinvieh nicht recht gedieh, die Frau dafür die Verantwortung trug. Dann lag es für gewisse Denkweisen auf der Hand, nun eben bevorzugt Frauen anzuklagen. Manch ein Ehemann mochte sein Eheweib auf diese Weise losgeworden sein, doch soll hier diese Idee nicht zu arg strapaziert werden.

Männer hatten eine höhere Überlebenschance, weil sie in der Regel wohlhabender und einflussreicher als die Frauen waren. Viele angeklagten Frauen entstammten einer tieferen sozialen Gesellschaftsschicht.

4. Die Motive der inquisitorischen Verfolger bestimmten die zu verfolgenden Berufsgruppen. Bei den Frauen waren Hebammen und Heilerinnen jedoch nicht übervertreten, wie dies teils kolportiert wird. Es konnte alle Berufsgruppen treffen, auch den höhere Adel, insbesondere auch Klerikale. In der Regel betraf es aber eher die unteren sozialen Schichten.

5. Hexenverfolgungen wurden zu einem Massenwahn der Gesellschaft. Dass ein Wahn (Wahnidee) nicht unbedingt personal, also auf einen einzelnen Menschen zutreffend sein musste, sondern eine breite Bevölkerungsschicht befallen konnte, zeigen die Hexenverfolgungen der damaligen Zeit deutlich.

Breite gesellschaftliche Bevölkerungsschichten können an einer Volkshysterie erkranken. Auch die Judenverfolgungen zeigen diesen Sachverhalt auf. Der Inquisitor erfuhr nicht nur Ablehnung durch die Bevölkerung, sondern oft auch grossen Zuspruch. Die dazu ermächtigten Inquisitoren wurden durch das Volk immer wieder aufgefordert und dazu aufgestachelt, hart zuzugreifen und unschuldige Menschen zu verhaften, zu foltern und zu verurteilen. Dieser gesellschaftliche Massenwahn durchtränkte alle Schichten der Gesellschaft und führte dazu, dass die Bevölkerung selber Verdächtige festnahm und dem Richter zuführte. Die Bevölkerung selbst führte Hexenverfolgungen in Form von Lynchjustiz an unliebsamen Menschen durch.

Auch die Judenverfolgungen zeigen solche Massenhysterien auf. Zwar grassierte in der damaligen Neuzeit nicht eine gesteigerte Judenverfolgung und beispielsweise eine gehäufte Anklagetätigkeit von Juden wegen Brunnenvergiftung und rituellem Kindermord. Die Juden und die Christen kannten bereits im vorhergehenden Mittelalter, also vor dem Beginn der Neuzeit, ein jahrhundertelanges und angespanntes Verhältnis zwischen einander, welches sich zeitlich einmal steigerte, ein andermal wieder beruhigte.

Zu Beginn der Reformation zeichnete sich eine kurze Entspannung ab, dann aber schrieb Luther im Jahre 1543 sein ideologisch gefärbtes Buch ‚Von den Juden und ihren Lügen', die die Beziehung zwischen beiden Religionen wieder verhärtete. Dies steigerte sich bis zur Forderung, jüdische Häuser und Synagogen zu verbrennen und jüdisches Schriftgut zu konfiszieren. Katholische Geistliche verhielten sich gegenüber dem Judentum keineswegs milder.

6. Ein Hexenprozess diente vielen Menschen. Ein Denunziant konnte durch ihn zu einem Vermögen kommen, ein Ehemann wurde so seine ungeliebte Gattin los, viele Menschen befriedigten auf diese Weise ihre Rachegefühle gegenüber dem verfeindeten Nachbarn. Manche konnten so auch ihre wirtschaftlichen Rivalen

loswerden. Auch ungeliebte Pfarrer konnten mit einer Anzeige zur Strecke gebracht werden.

Und in unserem Zusammenhang muss gesagt werden: **Menschen mit einem psychischen Problem lebten zu dieser Zeit äusserst gefährlich.** Hatte eine sensible Frau eine **Neigung zur Hysterie**, war es leicht um sie geschehen und bereits kam der Vorwurf auf, sie sei eine Teufelsbuhlschaft eingegangen, habe einen Hexenflug begangen, an einem Hexensabbat teilgenommen oder übe mit Hilfe des Teufels etlichen Schadenszauber in ihrer Umgebung aus.

Es genügte ein **Hang zur Melancholie**, das Auftreten von **Zwängen**, Anzeichen einer **Magersucht**, eine **geteilte Persönlichkeit** (Schizophrenie), ein auffälliges **Anfallsgeschehen** (Krampfgeschehen, Epilepsie) oder sonst eine psychische Marotte, die ins Auge drang, schon sah man sich einem Prozess gegenüber.

Menschen, die sich irgendwie geistig nicht der Normalität gemäss empfanden oder denen eine Abnormalität eingehämmert wurde oder jene, welche in der Gesellschaft wegen einer psychischen Auffälligkeit gehänselt und deswegen nicht ernst genommen, resp. nicht als vollwertige Mitglieder der Gesellschaft anerkannt wurden, zeigten sich immer wieder selbst an und bezichtigten sich aus eigenem Antrieb der Hexerei.

Wehrte sich eine Frau wegen einer erlittenen Vergewaltigung, so entartete ihre Anklage oft zu einem gegen sie selbst gerichteten Hexenprozess.

7. Die Denunziation geschah anonym. Niemand brauchte sich zu fürchten, dass der oder die Angeklagte je erfuhr, von wem sie der Hexerei beschuldigt worden war. Das half dem Inquisitor, denn dadurch fand man schnell Menschen, die dem Opfer neidig oder sonst nicht gewogen waren, in einem Streit oder in Konkurrenz mit der beschuldigten Hexe standen und eine Rechnung noch offen hatten. Die Anonymität der Beschuldigung führte auch dazu, dass sich schnell weitere Menschen als Anklage unterstützende Zeugen fanden, die z. B. den Sachverhalt der Hexerei etc. unterstützend bestätigten. Man führte auf den Gerichten sog. Besagungslisten: Listen, auf denen weitere ‚Unterstützer' resp. ‚Ankläger' aufgeführt wurden.

8. Die Gerichtsbarkeit war oft auch weltlich und nicht immer geistlich. Es waren meistens weltliche Gerichte, die sich der Hexenverfolgung annahmen und Opfer verurteilten und folterten, selbstverständlich mit Duldung der Kirche. So standen geistlich-kirchliche Kreise dann in aller Regel hinter der weltlichen Gerichtsbarkeit

und beteiligten sich gerne an den Vorwürfen und Anschuldigungen. Die Katholische Kirche stellte die Inquisitoren, nie die Protestantische. Die Verstrickung der Katholischen Kirche in die Inquisition war auf jeden Fall eng. Das geistige Fundament für die Hexenverfolgungen war jedoch das Christentum.

Aber auch ein Calvin, ein Luther und ein Zwingli waren in ihrem Sinne geistige Hexenverfolger und standen einer solchen keineswegs abgeneigt gegenüber.

9. Selbst Universitäten mischten sich in die Inquisition ein und sicherten die Urteile quasi juristisch-wissenschaftlich ab. Man forderte innerhalb des inquisitorischen Verfahrens oft juristische wie auch theologische Gutachten an um die Urteile zu hintermauern. Ein verhängtes Todesurteil gegen eine Hexe musste in aller Regel gegenüberprüft und bestätigt werden. Man fragte dazu juristische wie theologische Fakultäten der Universitäten an. Ab 1532 gab es die ‚**Peinliche Halsgerichtsordnung**' des Kaisers Karl V., die **Carolina**, die bei den Urteilen immer zu berücksichtigen war.

Diese, *‚des Keysers Karls des fünfften und des heyligen Römischen Reichs peinlich Gerichtsordnung'* von 1532 - wie sie genannt wurde – war nach heutiger Erkenntnis das **erste deutsche Strafgesetzbuch.** Das Wort „peinlich", abgeleitet von Pein, meinte ursprünglich Leid, Qual oder Schmerz. Darin enthalten ist auch: Drangsal, Folter, Marter oder Höllenqual resp. Höllenpein. Hier war jedoch die Bezeichnung ‚Strafe' gemeint und zwar ging es um Leibesstrafen.

Die peinliche Halsgerichtsordnung regelte das Strafrecht sowie das Prozessrecht. Es galten folgende Straftaten (neben der Ketzerei) als Kapitalverbrechen:

- Mord
- Totschlag
- Räuberei
- Vergewaltigung
- Brandstiftung
- Verrat
- Münzfälschung
- Urfehde
- Diebstahl und
- Zauberei (wenn Personen zu Schaden kamen).

Man unterschied **Freiheitsstrafen, Leibesstrafen** und **Todesstrafen,** nicht jedoch vor der Abwägung, ob ein Angeklagter überhaupt schuld- und zurechnungsfähig sei. Man unterschied damals bereits zwischen Vorsätzlichkeit und Fahrlässigkeit.

Die Todesstrafen listete man ja nach Hinrichtungsart auf:
- Verbrennen
- Enthaupten (als mildeste aller Hinrichtungsstrafen)
- Vierteilen (schwerste Strafe bei Landes- oder Hochverrat)
- Rädern
- Hängen
- Ertränken
- Pfählen
- Lebendig Begraben.

Eine **Freiheitsstrafe** wurde dann vergeben, wenn der Verurteilte seine Schuld nicht durch eine Geldbusse sühnen konnte, weil er arm war oder weil man seine Habe nicht zu Geld umwandeln konnte. Dann erhielt er eine Kerkerstrafe in der dem Delikt angemessener Form. In den Kerker geworfen wurden auch Verurteilte, wenn man sie zwar nicht töten, aber von der Gemeinschaft fernhalten wollte. Man warf sie dann in eigens dafür vorgesehene Hexentürme.

Leibesstrafen bestanden darin, den Verurteilten die Zunge abzuschneiden oder ein Finger oder gleich mehrere abzuhacken. Auch die Ohren und die Nase konnten abgeschnitten werden, so waren die Täter als Verurteilte innerhalb der Bevölkerung markiert resp. gekennzeichnet. Manche Leibesstrafen bestanden auch darin, sie an den Pranger zu stellen, sie mittels eines Halseisens an eine Wand zu binden. Viele Frauen erhielten auch heftige Prügel.

Der Tatbestand der Zauberei sah in der Carolina die Todesstrafe nicht vor, wenn nur Sachschaden entstanden war. Dann wurden Reparationsleistungen gefordert. Bei Schäden an Personen, die man aber nachweisen musste, war die Strafe folgende: ‚*Straff der Zauberey. So jemand den Leuten durch Zauberey Schaden oder nachteill zugefüget, soll man ihn Strafen vom Leben zum Tod, und man soll solche Straff mit dem Feuer thun. Wo aber jemand Zauberey gebraucht und damit niemand Schaden gethan het, soll sonst gestrafft werden nach gelegenheyt der Sach; darinnen die Urtheiler raths gebrauchen sollen, wie vom Raht suchen hernach geschrieben stehet.*'

Straff der Zauberey.

SO jemandt den Leuten durch Zauberey schaden oder nachtheil zugefüget / soll CIX. man jhn straffen vom Leben zum Tod / vnd man soll solche straff mit dem Feuer thun. Wo aber jemand Zauberey gebraucht / vnd darmit niemand schaden gethan het / sol sonst gestrafft werden / nach gelegenheyt der Sach / darinnen die Vrtheyler raths gebrauchen sollen / wie vom Raht suchen hernach geschrieben stehet.

Ausgabe: Carolina, 1599

In der Carolina war im Inquisitionsprozess der Ankläger auch der Richter. Die Tat musste durch ein Geständnis oder – falls ein solches nicht vorlag – mittels Zeugen bewiesen werden, die man, wie beschrieben, schnell fand. Falls sich keine zwei übereinstimmenden Zeugenaussagen finden liess, behalf man sich mit dem Mittel der ‚peinlichen Befragung', also der Folter (Tortour). Die Folter war in der Art und der Dauer, sowie der Intensität nicht vorgeschrieben, so dass diese sich in den meisten Fällen als wirkungsvoll herausstellte, was meint, dass der Gefolterte oft gestand, obschon er nichts zu gestehen hatte. Aber die Folterschmerzen erwiesen sich als stärker als der Durchhaltewillen des Beschuldigten.

10. Katholische und evangelische Hexenjäger waren gleichermassen gefährlich in der Anklage, Verurteilung und Hinrichtung der Beschuldigten. Nicht die konfessionelle Zugehörigkeit entschied über das Phänomen resp. die Intensität der Hexenverfolgung, sondern eher wirtschaftliche Krisen oder Zeiten von Seuchen u.s.w. Eine gewichtige Bedeutung kam auch den Inquisitoren und den Bischöfen selbst zu, die sich unterschiedlich vehement für die Hexenjagd engagierten.

Auch der Obrigkeit, den Landesherren resp. Fürsten etc. kam eine gewichtige Rolle bei der Hexenverfolgung zu. Es gab solche, die diesem Hexentreiben aufgeschlossen waren, während andere allem eher weniger Beachtung und Bedeutung schenkten. Das entschiedenste Moment war der im Volk vorherrschende Glauben zum Schadenszauber selbst. Aus dem Volksglauben erwuchs die penetranteste Anklagetätigkeit und potentenste Denunziationskraft. Das gemeine Volk in der Neuzeit jedoch war eine manipulierbare, kirchen- und religionsgläubige und ungebildete Masse.

11. Sogar die Kinder von Müttern wurden mitbeschuldigt, zumindest aber mitverdächtigt, vor allem dann, wenn die Mutter für schuldig befunden, verurteilt und hingerichtet wurde. So wurden auch Kinder in die Verfahren mit hineingezogen, gefoltert und teils auch hingerichtet, weil man damals annahm, dass der Teufel keinen Unterschied zwischen jungen und alten Menschen machen und alle gleichsam verhexen würde. Man nahm an, dass die durch den Teufel verhexten Eltern sich sofort auch ihrer Kinder bemächtigt und diese verführen hatten.

12. Die Hexenprozesskosten erwiesen sich als hoch, was den Richtern (Anklägern) wie den Henkern sehr gelegen kam. Waren die Beschuldigten begütert, verloren sie durch den Prozess schon viel Geld oder andere Besitztümer und im Gegenzug wurden die Richter und Ankläger dabei reich. Arme hatten hier weniger Chancen, sich zu verteidigen, denn jetzt mussten die Gemeinden für sie aufkommen.

Gegner der Hexenverfolgung: Molitor, Weyer und Spee
Es kam immer wieder vor, dass damals gewichtige Theologen und Gelehrte den Hexenflug wie auch die Zauberei als unmöglich ablehnten und verspotteten. Spott war dem Humanisten Erasmus von Rotterdam (1466-1536) denn auch keineswegs fremd, als er sein berühmtes Buch ‚Lob der Torheit' schrieb, über das bereits berichtet wurde. Auch von anderen Berühmtheiten wurde Institoris (Kramer) als blutgierigen Mönch wie auch als grausamen Heuchler bezeichnet.

Während über Johannes Weyer bereits im vorigen Kapitel einiges erläutert wurde, sind die beiden anderen ‚Gegner' der Hexenverfolgung noch kaum zu Wort gekommen. Weyer (Wier) behauptete 1563, dass seiner Meinung nach die meisten **Hexen psychisch gestört** seien und deshalb **in die Hand des Arztes** gehörten und nicht in die Hand des Henkers, resp. in die Folterkammer. Dies so darzulegen war ein mutiges Unterfangen, denn damals widersprach seine Meinung einem breiten Volksempfinden.

Erst viel später (1631) erschien dann das Werk eines Jesuiten und Juristen, zuerst anonym, mit dem Namen ‚Cautio criminalis': **Friedrich von Spee**. Seine Stossrichtung war die Aufzeichnung der widersinnigen Verfahrensregeln der Hexenprozesse, wie auch die Unmöglichkeit, diesen Verfahren irgendwie zu entrinnen. Auch diese kritischen Gedanken richteten sich gegen den Hexenhammer und gegen Institoris.

Spee's Werk erschien zuerst anonym, weil es zu gewissen Zeiten viel Mut brauchte, sich hier klar als Gegner von Hexenprozessen, von bestimmten Hexenglauben und gegen eine Wirkung von Schadenszauber zu positionieren, weil man dann selbst recht schnell als Ketzer bezeichnet, verhaftet, vor Gericht gestellt und auch verurteilt werden konnte, weil man sich für die ‚verhexten Frauen' einsetzte oder sich allgemein gegen die Hexerei als solche stellte. Dies wusste Spee.
Anfänglich war die Reformationsbewegung selbst ein Hindernis für die weitere Hexenverfolgung und so vermochte diese Glaubenserneuerung, dass der Hexenhammer für einige Zeit nicht weiter aufgelegt wurde. Denn ab dem Jahre 1523 erschienen keine Neudrucke des Hexenhammers (Ersterscheinung 1487) mehr während rund zweier Generationen.

Die Menschen der Reformationszeit hatten nämlich nicht nur genug vom schrägen Ablasshandel, sondern viele auch vor den gefürchteten und oft verhassten Inquisitionen und dem weit verbreiteten Aberglauben im Volke. Zudem wurde in protestantischen Gegenden der Hexenhammer als Werk des (katholischen, verhassten) Papstes angesehen, das vielen Protestanten ein Dorn im Auge war. Es erfolgte zu dieser Zeit ein juristisches Umdenken an Universitäten und bei Gelehrten (Juristen, Theologen, Philosophen). Es wurden neue Gesetze erlassen, die eine Anklage erschwerten.

Es gab Länder, die die Hexenverfolgungen sistierten oder unter Strafe stellten. So ein Land war Spanien. Und wie es noch heute funktioniert unter den Staaten, vielen gewisse Veränderungen auch bei umliegenden Staaten auf fruchtbaren Boden. So folgten den Spaniern bald auch die Portugiesen und die Italiener.

Leider begannen die Verfolgungen jedoch nach einer gewissen Karenzzeit wieder, vorab in Deutschland. Der Hexenhammer wurde wieder wild und eifrig neu aufgelegt und bis 1669 erfolgten rund 30 Neuauflagen. In der Zeit um 1550 und 1650, blühten die schlimmsten Hexenverfolgungen wieder auf und bemächtigten sich auch reformierten Gebieten.

Ulrich Molitor 1442 – 1507
Molitor war Jurist und ein einflussreicher und früher Hexentheoretiker. Mit seinem 1489 veröffentlichten Traktat ‚**De lamiis et phitonicis mulieribus**' richtete er eilig Gegenworte gegen den den vor rund zwei Jahren vorher erschienenen Hexen-hammer. Das in deutscher Sprache verfasste Werk (**Von den Unholden und Hexen**) kann noch heute im Buchhandel erworben werden.

Es handelt sich um ein als Dialog zwischen drei Männern geschriebenes **Gutachten** über die Hexerei und ihre Verfolgung. Aber auch Molitor glaubte, dass Frauen vom Teufel in die Hexerei getrieben werden können, weil sie vom rechten Gottes-glauben abgefallen seien.

Ihre Untaten seien jedoch oft auch nur **eingebildet** und nicht immer tatsächlich. Frauen seien von diesen teuflischen Dämonen **getäuscht** und **verwirrt** (sic!) worden, denn die von ihnen zugegebenen Hexenflüge, sowie die Orgien ‚der Hexensabbat', die Tierverwandlungen und der Schadenszauber (Wetterzauber) seien bloss eingebildete Sünden (**Fantasien** und **Trugbilder**).

Auch wenn er Geständnisse unter Folter ablehnte, glaubte er doch an die Teufels-buhlschaft und den Teufelspakt. Er engte den Hexenbegriff, ja die gesamte

Hexerei einseitig auf das weibliche Geschlecht ein. Nichts desto trotz seien diese Frauen als Häretikerinnen mit dem Tode zu bestrafen! Denn sie erfüllten seiner Meinung nach trotzdem den Tatbestand der Ketzerei.

Der Hexenglaube zu Zeiten des Widerstandes unter Weyer, Molitor und Spee:
Bereits zu Beginn des 13. Jahrhunderts setzte dieser Aberglaube ein und und steigerte sich, auch aufgrund des ‚Hexenhammers' im 15. und 16. Jahrhundert zu einem veritablen Hexen-wahn. Dies führte zu einer bösartigen und systematischen Hexenverfolgung, während der rund 60'000 Menschen, vorwiegend Frauen ihr Leben verloren. Der damalige Hexenbegriff verband Elemente des Dämonenglaubens (Teufelspakt) und Strafbestände der Ketzerei.

Bestraft wurden vor allem weibliche Hexen, denen Kinderraub, Tierverwandlung, Vampirismus, Giftmischerei, Zaubertränke (Liebezauber, Schadenszauber etc.) sowie Wetterzauber (Unwetter, Missernten etc.) nachgesagt wurden.

Vorwiegend Frauen wurden verfolgt, weil man damals annahm, sie seien durch die Schöpfung benachteiligt worden und als Resultat dessen, hätten sie Defizite im Glauben und hätten eine naturgegebene Anfälligkeit für die Hexerei und Aberglaübigkeit. Dadurch seien sie für die schwarze Magie anfälliger als Männer. (In der Esoterik ist das noch heute so.) Immerhin kannte man auch männliche Zauberer und Hexen. Auch ihnen wurde der Prozess gemacht.

Die Mehrzahl der Hexenprozesse wurde von weltlichen Gerichten geführt, die kirchlichen Inquisitionsgerichte verfolgten eher Ketzer und Häretiker.

Ohne Geständnis gab es keine Verurteilung, also musste ein solches her. Mittel dazu war die Folter (peinliche Gerichtsordnung).

Somit war Molitor einer der ersten Gegner beziehungsweise Kritiker von Institoris Hexenhammer. Wie bereits beschrieben, musste Institoris, der papsttreue Verfasser dieses Irrsinnswerkes, wegen des Verhaltens des Bischofs von Brixen, das Gebiet des Tirol fluchtartig verlassen und konnte seine Inquisitortätigkeiten dort nicht vollenden. Bischof von Brixen stand übrigens in engem Verhältnis zu Erzherzog Sigismund (Siegmund), Graf von Tirol, der in Molitors Traktat (von den Unholden und Hexen) einer der miteinander kommunizierenden Protagonisten ist. Molitor vermachte sein Buch denn auch dem Erzherzog Sigismund zur Gabe.

Molitor ereilte paradoxerweise das Schicksal, dass genau sein Traktat ‚De lamiis et phitonicis mulieribus' in mehreren späteren Editionen des Hexenhammers als Anhang aufgenommen und sein ‚Gegen'-Werk so weiterverbreitet und nun auch böswillig angegriffen wurde.

Friedrich von Spee (1591 – 1635)

Der Jesuitenpater veröffentliche 1631 sein berühmtes Werk ‚Cautio Criminalis', in dem er vor allem die im Hexenhammer beschriebenen juristischen Methoden, vorab die Folterpraktiken heftig kritisierte und ablehnte.

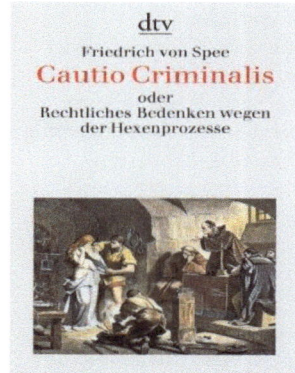

Es erschien als mutige Kampfschrift, in der Form eines Appells (Mahnrufs) und forderte die Abschaffung aller Hexenprozesse. Die Veröffentlichung erfolgte anonym, weil die damalige Obrigkeit Spee als häretischen Ketzer vermutlich unerbittlich liquidiert hätte.

So drohte seinem Werk, dass es auf den Index der verbotenen Bücher gesetzt werden könnte. Dieses Buch wurde von den Klerikalen, inklusive seines eigenen Jesuitenordens bis hinauf zur Kurie und zum Palst gehasst und von den eifrigsten Befürworter der 'Hexenverbrennungen' heftigst bekämpft.

Als Beichtvater, der die Beichte der Verurteilten und Gefolterten abnehmen musste, blieb ihm nicht verborgen, dass hier grosses Unrecht geschah und viele Menschen zu Unrecht gefoltert und hingerichtet wurden. Er erkannte die hetzenden Theologen und Prediger, die Inquisitoren, die Advokaten, die hohen Fürsten wie auch das gemeine Volk als Verursacher dieses Leids und als Täter für die Liquidierung dieser Unschuldigen.

Er erkannte, dass es in der Studierstube hockende und **von Gott verlassene abartige Theologen** waren, die diese barbarisch-entmenschlichten und diabolisch-niederträchtigsten Tüfteleien hervorbrachten, **klerikale Spinner und Eiferer** eben, die sich im Staate wichtig machten und um Anerkennung, um Ruhm und Ehre in der Gesellschaft rangen. Sie waren **religiös entgleiste Verrückte**.

Das Volk war ihm gemäss unwissend, neidisch und missgünstig. Er erkannte in ihm die Massenhysterie und setzte sich als einer der wenigen mit dem ‚Gerücht' und dessen Folgen auseinander.

Seine Cautio criminalis behandelt 50 Fragen und gibt 50 Antworten.
In Frage 34: ‚*Ob ein Gerücht allein, ohne durch andere einleuchtende, zuverlässige Beweismittel gestützt zu sein, ein Indiz für die Tortur abgibt?*' schreibt er:

34. Frage
Ob ein Gerücht allein, ohne durch andere einleuchtende, zuverlässige Beweismittel gestützt zu sein, ein Indiz für die Tortur abgibt?

I. Grund.

Die meisten Gerüchte haben heute ihren Ursprung in Zank, Streit, Verleumdung, Ehrabschneidern, falscher Verdächtigung, unüberlegtem Urteilen, Wahrsagerei, kindischem Gespött und ähnlichen Anlässen und werden aus unglaublicher Schwatzhaftigkeit und Missgunst, denen keine Strafdrohung Schranken setzt, überall verbreitet. Die gesunde Vernunft gebietet deshalb, einem Gerücht keine Bedeutung beizumessen, weil es auf schlechter Grundlage steht.

Mich packt immer wieder das Staunen, wenn ich bedenke, in was für verdorbene Zeiten wir geraten sind. Alles ringsum ist erfüllt von Ehrabschneidung und Verleumdung. Begegnet uns irgendein Unheil, dann haben wir stets diese oder jene Person im Sinn, die uns behext hat.

Man läuft zu Wahrsagern, verdächtigt die anständigsten Leute. Überall wird das Gift des leichtfertigen Aburteilens ausgestreut, und das ist jedenfalls umso schädlicher und verbrecherischer, je heimlicher und ungestrafter es geschieht, während die Obrigkeit schläft.

Die Zischeleien schleichen durch Häuser und Städte, eine gesellt sich zur anderen, bis sie allmählich stark genug geworden sind, als ein offenes Gerücht aufzutreten, von dem dann aber keiner weiss, wer seine Urheber waren. Und nicht einmal dann wacht die Obrigkeit auf, um nachzuforschen, wer den Pesthauch verbreitet hat; nein, auf das Brausen des bastardischen Geredes hin wappnet sie sich gegen alle die, die dieses verbrecherische Geschwätz angeschwärzt hat, forscht nach, fängt sie, foltert sie und will sie um jeden Preis schuldig haben.

Eine Schande ist das! Von Rechts wegen sollte man gegen die giftigen Zungen zu allererst mit der Inquisition vorgehen, man sollte sie den Ehrabschneidern und Verleumdern ausreissen und an den Schandpfahl nageln lassen.'

Friedrich Spee forderte die Einstellung der Hexenprozesse, aber auch in besonderem Masse die Einstellung von Folterungen. Spee wusste, dass bei diesen Besagungen (Geständnisse auf Grund der Folterungen) irgendwelche Komplizen genannt wurden, nur um den Folterqualen zu entgehen. In seinem Werk schrieb er:
(Spee, Cautio criminalis, 49. Frage, Seite 270)
,Die Mehrzahl aller unwissenden, sorglosen Richter, auch viele habsüchtige und niederträchtige, schreiten auf haltlose Indizien hin zur Festnahme und Folterung. Die Gewalt der Folterqualen schafft Hexen, die es gar nicht sind, weil sie es gleichwohl sein müssen. Sie müssen auch ihre Lehrmeisterinnen, Schülerinnen und Gefährten angeben, die sie doch nicht haben.

Weil ihnen das Gewissensqualen bereitet, leisten sie solange Widerstand, bis sie durch die Folter oder die blosse Furcht vor ihr gezwungen werden. Da sie den Schmerzen nicht gewachsen sind, nennen sie schliesslich solche Personen, bei denen es glaubwürdig erscheint und wo sie so *wenig Schaden als möglich anrichten: Sie nennen, sage ich, solche, die bereits verstorben, als Hexen verbrannt worden sind.*

Drängt man sie weiter, so nennen sie noch am Leben befindliche Personen, und zwar zunächst solche, von denen sie früher gehört haben, dass sie verschrien, auch von andern denunziert oder irgendwann einmal wegen Hexerei festgenommen worden seien usw.'

Doch Spee behauptete weiter, dass die Gefolterten schliesslich im Stadium ihrer Todesangst auch ihre Besinnung (klarer Verstand) verlieren würden und dann, immer und immer weitere Namen angeben, die wie in einer Art von Kettenreaktion immer mehr Verdächtige benennen. Daher forderte er, die Hexenprozesse sofort einzustellen, wenn die Hexenrichter nicht plötzlich sich selbst oder ihre Angehörigen verurteilen und verbrennen wollen.

Spee äusserte sich auch über Verrückte, Schwachsinnige und Wahnsinnige. Bereits in der 8. Frage seiner Cautio criminalis formulierte er (Seite 11):

8. Frage
Wie vorsichtig die Fürsten und ihre Beamten im Verfahren gegen die Hexerei sein sollen?

IV. Grund. (Seite 13, Cautio Criminalis):
*‚In der Regel sind es Frauen, denen der Prozess gemacht wird, aber was für welche! Schwachsinnige sind es, **Wahnsinnige**, Gewissenlose, Schwatzhafte, leicht Beeinflussbare, Niederträchtige, Verlogene, Meineidige, und wenn sie gar wirklich schuldig sind, so sind sie vom Teufel, ihrem Meister, zu jeder Schandtat abgerichtet. Will man nicht unendliche Unruhe und Irrtümer hervorrufen, so bedarf es, wenn sie verhört und abgeurteilt werden sollen, einer ausserordentlichen Achtsamkeit.'*

In der 44. Frage formuliert Spee:
‚Ob beim Verbrechen der Hexerei auf die Denunziationen Mitschuldiger viel zu geben ist?

VI. Grund. S. 224
*Das positive Recht verwirft auch das Zeugnis verachteter, armer Leute. Ferner das Kanonische Recht in Kriminalprozessen das **Zeugnis von Frauen, wegen des schwachen Verstandes** und **des Wankelmuts des weiblichen Geschlechts** (cap. Forum 10 sub finem de verborum signif. & cap. 16 mulierum 33 q. 5). Ferner verwirft alles positive und natürliche Recht das **Zeugnis Verrückter, Schwachsinniger** usw.*

*Das alles aber kommt bei den Hexen zusammen, folglich ... usw. Sie sind ja meistens verachtete Leute, ungebildete, wankelmütige, zuweilen **halbschwachsinnige Weiber**. Man darf ihnen also vernünftigerweise keinen Glauben schenken, besonders, wenn man die Anwendung der Folter beschliessen will, die – wie oben gelehrt, – auch bei Sonderverbrechen einleuchtende und so gut wie sichere Beweise erfordert.'*

Spee kritisiert auch die Praxis der vollständigen Enthaarung der Frau bei der Befragung und Folter.

31. Frage
Ob es gut ist, den Weibern vor der Tortur durch den Henker die Haare abscheren zu lassen?

*Bevor ich antworte, bitte ich den züchtigen Leser, mit Verlaub vor seinen Ohren etwas Besprechen zu dürfen, was an manchen Orten ohne Rücksicht auf das Schamgefühl nicht bloss besprochen sondern sogar ungehindert getan wird. Soll nämlich eine Angeklagte der Tortur oder Peinlichen Frage unterworfen werden, dann führt sie der verrufene Henker zuerst in einen benachbarten Raum beiseite und **schert ihr die Haare vollständig ab** oder sengt sie mit einer Fackel weg, und zwar nicht nur auf dem Kopf oder unter den Achseln sondern **auch dort, wo sie ein Weib ist**.*

Der Zweck ist der, dass kein Zaubermittelchen im Haar versteckt bleibe, das sie gegen die Folter unempfindlich machen könnte.

Ich antworte also:
Das ist auf keinen Fall gut; und aus folgenden Gründen nicht:

I. Grund. Das ist etwas Ekelhaftes, Unflätiges, an das zu denken die von Christentum und Evangelium geforderte Reinheit nicht gestattet.

II. Grund. Es verbindet sich bei einem sittenlosen, unzüchtigen Menschen damit die Gefahr einer Sünde.

*III. Grund. Es gibt lüsternen Wüstlingen Gelegenheit, sich mit **unzüchtigen Berührungen zu vergreifen**. Umso mehr als zu meinem Erstaunen ein gewisser Schriftsteller irgendwo den Verdacht äussert, ob nicht solch ein Zaubermittelchen auch an noch verborgenerer Stelle versteckt sein könne. Versteht sich, damit es schamlosen Wüstlingen nicht an Vorwänden fehle, wenn es sie reizt, ihrer Zügellosigkeit noch weiter nachzugeben.*

IV. Grund. Es ist gar zu unerträglich für das von Natur schamhafte weibliche Geschlecht, das nicht selten lieber sterben möchte, als vor einem verrufenen Taugenichts alle Scham so ungeheuerlich fallen lassen zu müssen.

V. Grund. Es ist zudem ein zweckloses Beginnen, da einmal gegen Zauberkünste andere, fromme Mittel angewendet werden können, und da ferner auch nach dem Abscheren der Haare niemals gefunden wird, was man sucht. Ich bin erstaunt, dass wir das bis jetzt noch immer nicht sehen wollen, sondern stets mit der gleichen Blindheit fortfahren und – mich schaudert es bei dem Gedanken – selbst G e i s t l i c h e der Schere der Henkersknechte unterwerfen, und das unter der Herrschaft g e i s t l i c h e r F ü r s t e n .

VI. Grund. In anderen Orten, wo dieser Gebrauch nicht besteht, rauchen durchaus nicht weniger Scheiterhaufen und die Tortur ist dort auch ohne dieses unflätige Vorspiel nicht weniger wirksam. Ich bin darum durchaus der Meinung, es ist eine Erfindung ausschweifender Wüstlinge, nicht ehrbarer Richter. Hätten diese überhaupt jemals dies Scheren für notwendig gehalten, dann hätten sie ihren Beauftragten dazu nur aus dem gleichen Geschlecht gewählt, dem auch die schamhafte Angeklagte angehört. Ein Beispiel dafür findet sich bei ‚Damhauderus, praxis criminalis cap. 37'; dort wurden, da man das Scheren für nötig hielt, Frauen dazu verwandt.

VII. Grund. Dass aber nicht einmal das gut ist, mag sich billig aus dem einzigen Grunde ergeben, dass wir den den Deutschen besonders eigenen althergebrachten Ruf sittlicher Reinheit damit vollkommen verscherzen. Dieser Grund allein ist den Verfassern des Malleus, die seinerzeit vom Papst als Ketzerinquisitoren nach Deutschland geschickt wurden, schon gänzlich ausreichend erschienen. Sie wollten dieses Scheren niemals angewendet haben, weil sie erfuhren, dass das in den Ländern Alemanniens – wie sie sich ausdrücken – meistenteils als unsittlich betrachtet werde, mögen auch, wie sie sagen, in anderen Reichen die Inquisitoren sie anordnen. Schämen sollten wir Deutsche uns, dass es damals eine Alemannien besonders eigene Sittsamkeit gab, die diese sonst so rücksichtslosen Inquisitoren nicht zu erschüttern wagten, und wir sie nun am Ende der unreinen Gier der liederlichsten Wüstlinge preisgeben. Die Richter mögen achtgeben, was ich nun sagen will: Es ist mir nämlich zu Ohren gekommen, dass eine Angeklagte, die geschoren werden sollte, **von einem solchen verworfenen Wüstling erst vergewaltigt** *worden ist und er ihr hernach der Schnelligkeit halber die Haare mit einer Fackel abgesengt hat.*
(aus Spee, Cautio criminalis, 31. Kapitel, S. 155/156, DTV

Abschliessende Worte zu Friedrich von Spee:
Seiner Meinung nach kam es zu diesen unsäglichen Hexenverfolgungen oft aus ‚Dummheit und Aberglauben im Verein mit Neid und Missgunst'.

Diese Verfolgungen hatten für gewisse Leute grosse Vorteile.
- Bereicherung durch eingezogene Güter sowie Bezahlung für Denunziation
- Zahlung von Kopfgeldern für Richter, Inquisitoren, Scharfrichter, Folterer
- Legales Mittel zur Entledigung von lästigen Mitbürgern (Ehefrauen) oder von politischen, wirtschaftlichen und religiösen Konkurrenten (Rivalen)
- Bekämpfung des Aberglaubens durch (abergläubige) Religion

Rituale Romanum:
Besessenheit, Dämonologie, das Exorzismusritual
Über die christliche Dämonologie wurde bereits in früheren Kapiteln berichtet, wie auch über die Besessenheit resp. über die Dämonen, die in die Besessenen fuhren und in ihnen ihr Unwesen trieben. Auch erwähnt wurden bereits die Dämonologien der alten Kulturen wie bei den alten Orients wie Ägypter, Rom, Mesopotamien und es wurden auch Vermerke angebracht zur Dämonologie auf anderen Erdteilen, wie Afrika, Südamerika, aber auch Asien. Auch über das

Schamanentum wurde weiter oben berichtet, deren zentrales Dasein sich auch auf die Dämonologie und auf die entsprechende Heilsmagie stützte. Alle bedienten sich der Zauberformeln, der Zaubersprüche und Zauberpraktiken.

Der Glaube an Dämonen ist etwas Urmenschliches und Säkulares und entwickelte sich lange vor den grossen Kirchenreligionen der Menschheit. Dieser menschliche Hang, diese menschliche Grundkomponente wurde von den Religionen erst später aufgegriffen und in sie zweckgebunden eingebunden.

Wir wissen, dass auch Jesus die vielen Dämonen der **Legion** in die Schweine fuhren liess. Nun jedoch, über tausendsechshundert Jahre später, erschien ein (was den

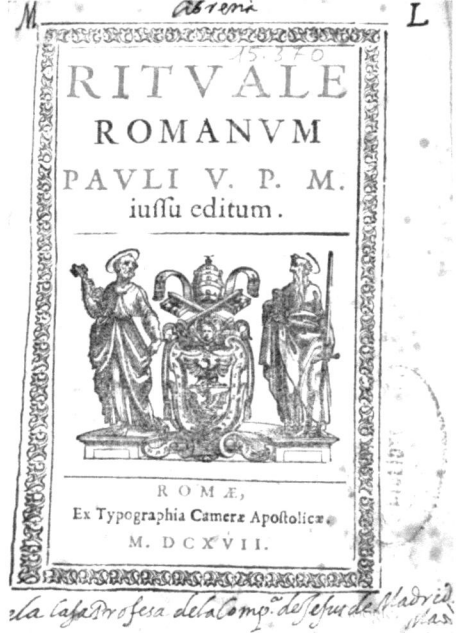

Exorzismus anbelangt) fata-les Machwerk: Das **Rituale Romanum (RR) von 1614.**

Bild: Wikipedia.org (RR, Ausgabe 1617)

Inhalte (Riten) dieses Werkes lassen sich bis ins 11. und 12. Jahrhundert zurückverfolgen, die Texte zur Taufe, Krankensalbung, Trauung und zum Begräbnis enthielten. Erst das Konzil von Trient vermochte diese verschiedenen Texte in eine einheitliche Sammlung für die gesammte Kirche zu bringen, was dann für die Teufelsaustreibung im Jahre 1614, unter dem damaligen Papst Paul V. endlich geschah.

Es beschreibt die Rituale, welche zur Austreibung der Dämonen aus den von ihnen besessenen Menschen angewandt werden. **Papst Paul V.** (1550 - 1621) förderte das Werk und so erschien es erstmals im Jahre 1614. Die verschiedenen Gebete, Rituale und Gesänge des RR hatten den Zweck, Menschen von ihren geistigen, psychischen und körperlichen Krankheiten, Funktionsstörungen, Qualen und Schmerzen etc., resp. von dem Bösen schlechthin zu befreien.

Die intensiven Beschwörungen, Zuwendungen, Einwirkungen, Riten, Worte und Gesten, Handlungen, Zeremonien, Gesänge und Gebete, die oft einen eindringlichen Aufforderungscharakter haben, sind in ihrer Gesamtwirkung einer **psycho-therapeutischen Intervention** ähnlich.

Es mag als offizielles Werk einer Weltreligion für heutige, modern denkende und religionskritische oder religionsbefreite, resp. zu den Kirchen distanzierte Menschen eher selber als Machwerk des Teufels auftreten, denn als Wurf oder Geistestat auserlesener, geistlicher Menschen. Manch ein moderner Mensch wird sich die Frage stellen, ob darin der Beelzebub nicht persönlich - oder die inkarnierte, abergläubige Angst vor ihm - eifrig und fleissig mitgeschrieben habe. Aber es ist halt so: Gott und der Teufel gehören eng zusammen und der christliche Glaube als solcher kennt die eine Instanz nicht ohne die andere. Der Teufel, resp. der Teufelsglaube kann vom Christentum niemals getrennt werden.

So findet man den Text des **Grossen Exorzismus** in diesem Werk, dem Rituale Romanum von 1614. Es trägt die Überschrift ‚*Ritus des Exorzismus vom Teufel Besessener*‘, II. Kapitel, was in lateinischer Prägung weit erhabener klingt: ‚Ritus exorcinzandi obsessos a daemonio‘, Caput II, S. 342. Darin bildet es das letzte Kapitel des RR von 1614 und umschreibt das (liturgische) Vorgehen des grossen Exorzismus für jene, die vom Bösen, sprich vom Teufel oder einem seiner Schergen und Helfershelfer besessen sind.

Es geht hier um die **Austreibung von Teufeln und Dämonen.** Das darin be-schriebene Vorgehen (das Exorzismusritual), resp. seine Normen und Gebete wur-den beibehalten bis zum Jahre 1999 (mit kleinen Veränderungen 1952) und behielt bis zum heutigen Tag ihre Gültigkeit.

Heute wird das Ritual der Dämonenaustreibung jedoch nicht mehr umschrieben als ‚Exorzismus von Besessenheit‘, sondern heisst unschuldig und lieblich klingend: ‚Befreiungsdienst‘. Notabene muss hier erwähnt werden, dass dieses Werk (RR) zwar ursprünglich aus katholischen Kreisen stammte, aber sofort eifrige Anhänger auch in anderen Religionen fand, resp. bereits viel früher gefunden hatte und heute in vielen kleineren, protestantisch orientierten Freikirchen als Grundlage für ihre Befreiungsdienste gilt.

Die Besessenheit kann unterteilt werden in eine **Besessenheit durch den Geist**, was die schwächere und auch harmlosere Form ist. Dann aber gibt es auch die **Besessenheit durch einen Dämon**: das ist die eindeutig stärkere und auch schäd-lichere Form von Besessenheit.

Manchmal redet man auch nur von ‚**Umsessenheit**', was eine lauere Vorstufe von Besessenheit meint. Die nochmals um Stufen harmlosere Form von Besessenheit resp. Umsessenheit nennt man ‚**Investation**'. Beginnen wir bei der:

Infestation (von lat. infestare = angreifen) (hier auch Geisterbefall als psychogene Krankheit):
Gemeint sind hier eher Belästigungen durch erdgebundene Seelen. Diese können sich ausdrücken in böswilligen Beschädigungen von Möbeln oder Gegenständen oder in Funktionsstörungen von elektrischen oder elektronischen Apparaten. Manchmal verschwinden dann Gegenstände oder erscheinen plötzlich wieder oder irgendwelche Gegenstände werden verschoben (Psychokinese) oder verformt (Psychoplastiken). Der gesamte Poltergeist-Spuk kann hierunter subsummiert werden (Geräusche, Lichterscheinungen, Schwingungen, Temperaturschwankungen, elektrische Reizungen etc.).

In der Wissenschaft (Psychologie, Psychosomatik) verbindet sich der Begriff der Infestation nebst einer magisch-okkulten Religiosität schnell einmal mit einer gewissen Verbundenheit zur schizotypen Störung (mit schizotypen Zügen) oder gewissen schizotypen Persönlichkeitsmerkmalen, welche auch als **schizotype Persönlichkeitsstörungen** (ICD, F21) und auch als **emotional instabile Persönlichkeitstörung,** bzw. als **Borderlinetyp** (ICD, F60.31) klassifiziert sind.

Umsessenheit (circumsessio)
(hier als Einbildung, Wahnempfindung, Wahrnehmungsstörung, Halluzination):
Hier ist die Meinung, dass ein Mensch umsessen (umgeben) ist oder sich umsessen meint oder fühlt von erdgebundenen Verstorbenen, die diesen Mensch in seinem psychischen wie auch physischen Wohlbefinden stören, resp. negativ beeinflussen. Diese Geister oder Dämonen sind zwar auch nur reine Vorstellungen in den Köpfen der menschlichen Spezies, werden von den betroffenen Gläubigen aber als real und seiend gedacht und empfunden.

Exkurs: Lexikon der Psychologie

Besessenheit, ein Begriff aus der frühen Geschichte der Psychopathologie zur Erklärung mancher Krankheitsbilder. Lange bevor es wissenschaftliche klinische Forschung gab, machte man bei der Suche nach den Ursachen abweichenden Verhaltens, über das der Mensch offensichtlich keine Kontrolle besass, übernatürliche Kräfte dafür verantwortlich: In Analogie zu einigen Naturerscheinungen, denen man ausgesetzt war (Sonnenfinsternis, Überschwemmungen, Blitz und Donner u.a.), wurden auch manche Verhaltensanomalien auf den Zorn der Götter zurückgeführt.

In der *Dämonologie* wurde angenommen, mehr oder weniger autonome böse Wesen hielten sich in besessenen Personen auf und bestimmten ihr abweichendes Verhalten. So war man in einigen Kulturen der Antike der Ansicht, jede Krankheit werde durch einen eigenen *Dämon* hervorgerufen. Heilung von Besessenheit sei durch die Vertreibung des Dämons möglich, indem der Körper für ihn unbewohnbar gemacht werden müsse.

Zu diesem Zweck wurden Gebete, Rituale, Lärm, Folter, Nahrungsentzug oder übelschmeckende Getränke angewendet.

Durch Hippokrates, der diesem Zeitgeist weit voraus war, erfolgte um 400 v.Chr. die Abspaltung der Medizin von religiöser Mystik, so dass der bisherige erhebliche Einfluss von Priestern zu Gunsten von Ärzten sank.

Und: Psychische Krankheiten seien nicht auf göttlichen Zorn zurückzuführen, sondern hätten ebenso natürliche Ursachen wie gewöhnliche körperliche Leiden. Daher seien beide Problembereiche auch auf dieselbe Art zu behandeln. Abweichendes Verhalten sei eine Folgeerscheinung gestörter Gehirnaktivität. Beeinträchtigungen des Körpers (Soma) führten zu abnormem Denken, was wiederum Anomalien des Verhaltens nach sich ziehe (*somatogenetische Hypothese, Somatogenese*).

Vertreter der *Psychogenese* (*psychogenetischen Hypothese*) gehen hingegen davon aus, psychische Ursachen prägten Verhalten. Da die bis dahin vorherrschenden übernatürlichen Ursachen von Krankheiten allmählich natürlichen Gründen wichen, gewann auch die Überzeugung an Boden, der Mensch könne den Heilungsprozess aktiv mitgestalten, anstatt dem anomalen Verhalten hilflos ausgeliefert zu sein. Diese Erkenntnis öffnete ersten detaillierteren Beobachtungen und deren Aufzeichnungen Tür und Tor.

O.Sch.

Literatur
Davison, G.C. & Neale, J.M. (1996). *Klinische Psychologie* (4. Aufl.). Weinheim: Psychologie Verlags Union.

https://www.spektrum.de/lexikon/psychologie/besessenheit/2216

Sie (diese Ahnen oder toten Untoten, Zombies, Geister oder Dämonen) wollen im Grunde genommen nur mit den (noch) lebenden Menschen kommunizieren und suchen den menschlichen Kontakt und die menschliche Nähe, um sie zu beeinflussen oder zu schädigen. Diese Geister sind sich jedoch nicht bewusst, dass sie tot sind und ihr Leben bereits seit längerer Zeit beendet haben.

Die Umsessenheit ist im Unterschied zur Besessenheit ein Zustand, der vom umsessenen, lebenden und daran (z. B. an den Spuk) glaubenden Menschen in vom Betroffenen eigenen Denken, eigenen Überzeugungen, von seiner eigenen Psyche, seinem eigenen Bewusstsein ausgeht, also **in persona** oder persönlich gedacht und empfunden wird, wobei der Betroffene das eigen Gedachte oder Gefühlte selber als wahr und seiend wahrnimmt und daran fest glaubt. Der Umsessene selbst glaubt und empfindet es so. Oder es wird ihm infiltrierend suggeriert! Aber immerhin wohnt im Körper des Betroffenen noch kein zweiter, fremder Geist resp. Dämon. Dieser befindet sich noch ausserhalb von ihm, resp. wird als ausserhalb stehend wahrgenommen.

Man kann den Umsessenen, aber auch den bereits Besessenen psychiatrisch zu diagnostizieren versuchen. Es könnte hier bereits in Richtung seelischem Trauma gehen, psychiatrisch also zur **Multiplen Persönlichkeitsstörung** deuten (ICD F44.81) oder wie sie heute genannt wird, auf die **Dissoziative Identitätsstörung** hinweisen, die in die Abteilung **neurotische Störung**, dissoziative Störung, **posttraumatische Belastungsstörung** (PTBS) gehört.

Selbstverständlich ist eine (nichtpsychiatrisch-psychologische) Deutung auch in Richtung Spiritualität, Medialität und Sensibilität, also ins Gebiet der Esoterik resp. des esoterischen Glaubens möglich. Stichwort: Jenseitskontakte, aufgestiegene Meister, spirituelle Lehrer, Channeling. Hier ist jedoch einmal mit aller Deutlichkeit festzustellen, dass Esoteriker oder Menschen mit einer Neigung zur Esoterik im Grund genommen noch immer stark gläubige Menschen sind. Viele sind jedoch aus den Staatskirchen ausgetreten und werden formal zur Kategorie der Nicht-gläubigen (Atheisten) zählen.

Denn auch ein Glauben an aufgestiegene Meister ist eine unerklärlich tiefe, beinahe extreme Form von Glauben resp. Gläubigkeit! Esoterische Gläubigkeit, spirituelle Gläubigkeit und religiöse Gläubigkeit haben überall Schnittpunkte. Man denke nur an den Glauben an Engel resp. an Engelwesen.

Je nach Blickwinkel gleitet alles nahtlos hinüber in die Besessenheit, denn eine Graduierung zwischen Infestation, Umsessenheit und Besessenheit ist schwierig, wenn nicht unmöglich und vermutlich auch nicht sinnvoll.

Besessenheit:
Im Gegensatz zum Umsessenen nimmt beim Besessenen auch die den betroffenen Menschen umgebende Gemeinschaft dessen **Obsession** wahr und beginnt aktiv zu werden, indem sie den Betroffenen, vom Teufel oder Dämon befallenen entweder einem Mediziner (Psychiater oder Psychotherapeuten) oder, im anderen Fall, eben einem Geistlichen (Exorzisten, Befreiungsdienstbeauftragten) zuführt und damit dem jeweiligen Interventionsinstrumentarium, entweder der psychiatrischen Wissenschaft oder der Bibel (Exorzismus). Wir Menschen haben die Wahl!

Neben dem eigenen Geist wohnt im Körper des Besessenen noch **ein zweiter Geist** (Geistwesen, Dämon oder Teufel), der Umsessene hingegen ist geistig noch allein, wie auch der Infestierte.

Es gibt zwei Formen von Besessenheit. Die erste ist die Besessenheit durch ein Geistwesen (**possessio per spiritus**). Sie ist die mildere Form und dient vorwiegend zur Beschaffung von Informationen durch den Beschwörer, als existiere eine Verbindung zwischen Beschwörer und Beschworenem.

Die **Merkmale eine Besessenheit durch ein Geistwesen** (possession per spiritus) sind leichterer Art:

- Selbstgespräche im Traum (Kampf der beiden Geister um den Körper)
- Unruhiger Schlaf, folglich Regenerierung schlechter
- Müdigkeit
- Plötzliche, unvorhersehbare Bewusstlosigkeit und aufwachen ohne Schwächegefühl/ Genesungsbedürfnis
- Stimmungsschwankungen

Die Besessenheit durch einen Dämon (**possessio per daimon**) ist die schwerere Form und hat oft zum Ziel, den Besessenen verrückt zu machen (Geisteskrankheit) und auch ihn zu verletzen (Selbstverletzungen). Oft treten halluzinative Erfahrungen auf, vermischt mit wahnhaften Ideen. Der Besessene agiert stark und wehrt sich heftiger gegen Versuche des Exorzierens.

Die **Merkmale einer diabolischen Besessenheit** (possessio per daimon) sind vielzähliger.

- Niedriges Energieniveau
- Müdigkeit, Schwächegefühl, Zittern
- Unruhe und Schlaflosigkeit (unruhiger Schlaf)
- Konzentrations- und Gedächtnisstörungen
- Aussehen kränklich, Schweissausbrüche und schnelle Atmung
- Stimmungswechsel, Stimmungsschwankungen
- Charakterveränderungen
- Verdrehen der Augen
- Bewusstseinsstörungen (Aussetzer, Petit Mal)
- Stimmen hören (akustische Halluzinationen)
- Auftreten von Angst und Depressionen
- Impulsives Verhalten, Umtriebenheit, Aggressivität
- Drogen- oder Alkoholkonsum
- Manifestation von körperlichen Problemen

Eine fatale Ähnlichkeit dieser Symptome zu psychischen Problemen und Leiden, zu Neurosen und zu Geisteskrankheiten, also psychiatrischen Erkrankungen schlechthin ist eindeutig und auffällig.

Gerade wegen dieser Auffälligkeit zu psychischen Problemen kann man sich fragen, ob es sich hierbei nicht um eine selbst induzierte, religiöse Hysterie handelt? Diese Selbstinduzierung (Induktion) geschieht innerhalb des hysterischen, religiösen Geschehens durch Suggestion, also durch seelische Beeinflussung, wobei auch die Nähe zur Hypnose resp. hypnoseähnlichen, ekstatischen Phänomenen möglich wird.

Besessenheit als das Vermögen menschlicher Vorstellungskraft? Begleitet von sakral-religiöser Suggestion, Versündigungs- und Schuldgefühlen? Besessenheit durch religiöse Induzierung, als von der Religion resp. der Kirche gesetztes Stigma? Immerhin verschlechtern sich die Zeichen resp. Symptome der Besessenheit verschlechtern sich, wenn ein (grosser) Exorzismus begonnen wird. Diese anfängliche Verschlechterung resp. Verschlimmerung des Zustandsbildes des Besessenen wird von Exorzisten selber beschrieben, erwähnt und damit auch zugegeben.

In religiösen Kreisen spricht man mit Absicht nicht von psychischen Krankheiten, sondern nur von (religiös-dämonaler) Besessenheit, weil man andernfalls zugäbe, dass psychische Krankheiten religiös bedingt oder initiiert wären, induziert durch eine religiöse bedingte Hysterie.

Immerhin übt der christliche, wie jeder andere Glaube (Glaubensgebäude) einen immens Einfluss auf die Gläubigen aus und hat somit auch auf die menschliche Seele einen starken Einfluss (Influenz). Ist die Besessenheit daher nur ein Artefakt des Glaubens, der Gläubigkeit?

Etwas abgeschwächt spricht man auch von Investation oder Umsessenheit, wobei man heute offiziell in christlichen Kreisen immerhin anerkennt, dass ein Besessener (Umsessener) auch Anzeichen einer seelischen Krankheit (Geisteskrankheit) zeigen kann. Die Vermischung zwischen Religion und Geistes- und Naturwissenschaft ist somit perfekt, eine Streit und Disput fördernde Reibungsfläche gegeben.

Daher drängte sich bereits um 1600 und aktuell auch heute noch neben der Frage der Zusammenarbeit dieser höchst unterschiedlichen Instanzen (Kirche und Wissenschaft) mit Sicherheit auch die Frage nach einer Triage auf! Also die Frage einer Aufteilung zwischen Besessenheit oder Geisteskrankheit?

Triage:
⤡ (Ursache abweichenden Verhaltens) ⤢

Besessenheit   **Geisteskrankheit**

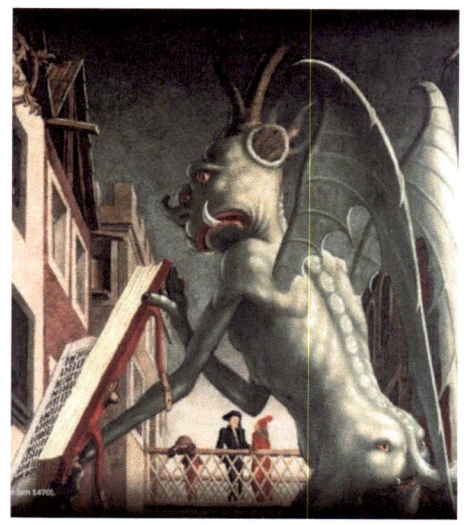 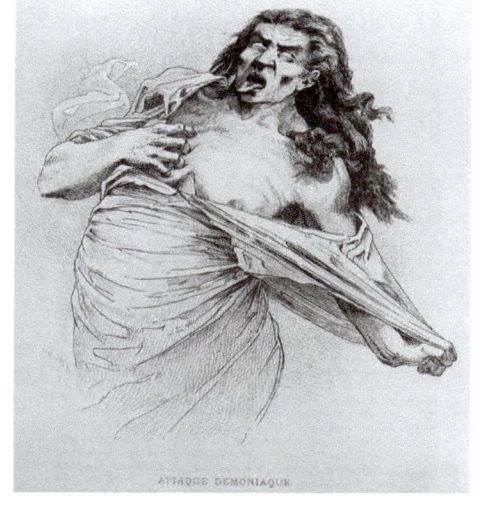

Bild: Dämon und Bischof   Bild: Paul Richer, Attaque Demoniaque (Psychose)

Die Frage, was denn eigentlich anliege, Besessenheit oder Geistesstörung, stellte sich immer dann, wenn bei einer Teufelsaustreibung heftige körperliche oder geistige Versehrtheiten (Schädigungen) auftraten oder es beim Exorzieren einen Todesfall zu beklagen gab. Dann drängte sich diese Frage ins Bewusstsein einer breiten Öffentlichkeit. Zum Glück jedoch waren Todesfälle eher selten.

Also immer dann, wenn eine breite Bevölkerung, z. B. via Medien, von einem schwierigen und blutigen Exorzismus erfuhr, wandte man sich angeekelt ab von diesen brutalen religiösen Abschwörungen resp. von diesen unsäglich diabolisch-en Exorzismen und forderte für diese ‚Besessenen' eine medizinische resp. psychiatrische Intervention. Daher fanden und finden noch heute Exorzismen gerne im stillen und Verborgenen statt.

Es gab Zeiten, während denen sich die Kirche und die Befreiungsdienste in dieser Angelegenheit stark zurück nahmen und das Feld der Psychiatrie überliess. In anderen wiederum wurde wild exorziert. Heute, dies mag erstaunen, bildet man wieder vermehrt Exorzisten aus. Lange Zeit bot man Konversionstherapien (Austreibung der Homosexualität) an, obschon man sich gleichzeitig auch wieder von den Teufelsaustreibungen abwandte. Heute gelten Konversionstherapien wieder als ruchlos.

Die Ablehnung des durch auserlesene kirchliche Amtsträger (quasi bischöflich approbierten Teufelsaustreiber) ausgeübten Exorzismus seuchte sich nach einem solchen ‚tödlichen Unfall' bis in tiefe innerkirchliche Kreise durch, indem nicht nur weltliche Ärzte, Psychiater und Psychologen, sondern auch bekannte Theologen diesem offenbar auch gefährlichen Ritual ablehnend gegenüber standen. Sie warnten vor den Gefahren und Konsequenzen des Exorzismus und ihre Forde-rungen reichten von der leichten Veränderung des Rituals bis zur gänzlichen Abschaffung. (Fall Michel)

Sakrament:
von Jesus Christus eingesetzte zeichenhafte Handlung, die in traditionellen Formen vollzogen wird und nach christlichem Glauben den Menschen in sinnlich wahrnehmbarer Weise die Gnade Gottes übermittelt. Die römisch-katholische Kirche kennt sieben Sakramente, die die Gläubigen durch das ge-samte Leben begleiten und die Verbindung zwischen Gott und den Menschen zum Ausdruck bringen. Es handelt sich um: Taufe, Firmung, Eucharistie, Ehe, Kranksalbung, Versöhnung und Weihe.

Es stellt sich noch heute die Frau-ge, ob es überhaupt einen Teufel und Dämonen gibt in modernen, aufgeklärten Zeiten. Die Kirchen halten jedoch fest an der Mani-festation des Bösen durch ge-fallene Engel, Dämonen und dem Teufel. Der Teufel ist aus dem christlichen Glauben nicht weg-zudenken!

Der Exorzismus wird daher so schnell nicht aussterben. Denn auf der anderen Seite ist der kirchliche Exorzismus ein jahrhundertealtes höchst **reales liturgisches Sakramentale,** das wie alle Sakramente der Kirchen ein sichtbares Zeichen der Heilswirkungen Gottes, des Heiligen Geistes und Jesus Christus darstellt. Der Exorzismus gehört seit Hunderten von Jahren zum Sakrament der Taufe und wird jeweils bei einer solchen implizit immer mit angewandt.

Schon die Taufe (von Neugeborenen) zelebriert also den Taufexorzismus, denn es gab bereits früh Rituale und Formeln zum Exorzismus von Täuflingen. Dieser muss erst von der Macht der Dämonen befreit werden, bevor er sich zur Macht Gottes bekennen kann. In der Erwachsenentaufe vollzieht sich derselbe Taufexorzismus, indem die Bitte an Gott formuliert wird, den Täufling (den Erwachsenen) vor den Versuchungen des Bösen zu schützen. Geweihtes Salz und heiliges Öl wird auch heute noch verwendet, um das Böse zu vertreiben.

Der Exorzismus war und ist noch heute eine ‚heilige Handlung' der Kirche, eine heilende und befreiende Wirkung des dreieinigen Gottes im und am Menschen! Das Böse bleibt allgegenwärtig und kann niemals vom Glauben abgespalten werden. Würde das Böse (Teufel und Dämon) vom Glauben abgetrennt, fiele der Glaube in sich zusammen und würde obsolet.

Exorzismus (Besessenheit) und seine modernen Krankheitsbilder
Wer, was oder wie war (und ist noch heute) dieser Teufel, Dämon oder Geist, der nach Auffassung des mittelalterlichen, christlichen Lehrgebäudes im Menschen wirkte? Wer waren diese besessenen Geisteskranken, die früher auf dem Scheiterhaufen ihr Leben verloren und ab 1614 mit den Exorzismen des Rituale Romanum exorziert (sprich psychotherapeutisch) behandelt wurden?

Sie trugen das **Zeichen der Andersartigkeit** in sich, welches sich nach Aussen zelebrierte. Diese **Stigmata** der psychischen Erkrankungen waren sichtbar, sie zeigten sich im Doren, im Irren und Verrückten durch sein eigenartiges Verhalten, durch seine verwirrte Sprache, durch seinen unvernünftigen Geist oder sein abstruses Denken, aber auch im Ausdruck seines Gesichts oder seiner Körperhaltung. Psychisch Kranke erkennt man noch heute an diesen Zeichen.

Welche **psychiatrischen Krankheitsbilder** führten bei diesen Menschen zu Denunziationen, Verhaftungen, Anklagen, Befragungen, Folterungen, Exorzismen und schliesslich oft auch auf den Scheiterhaufen, dem damaligen beliebten Mittel der Erlösung vom Bösen, der ‚therapia ultima'?

Wie würde man diese gestörten Menschen heute diagnostisch zuordnen? Im Prinzip führten damals etliche heute bekannte psychiatrische Krankheitsbilder auf den Scheiterhaufen. Die Summe dieser verschiedenen Krankheiten würde eine nähere Untersuchung erübrigen. Und doch scheinen einige Diagnosen, resp. Krankheitsbilder dafür prädestinierter als andere gewesen zu sein.

Noch heute sind dieselben Krankheiten resp. Diagnosen geeignet, dass von ihnen sowohl der Exorzismus der katholischen Kirche wie auch jeder Befreiungsdienst von Freigemeinde unbedingt die Finger liesse. Leider ist dem aber nicht so. Die genannten vergreifen sich nach wie vor an diesen schützenswürdigen Menschen.

Das Beste wäre ein Verbot auf dem exorzistischen Weg eine Heilung zu versuchen, aber das käme einem Teilverbot kirchlicher Traditionen gleich. Kirche und Staat wurden getrennt. Aber die Frage, ob man grundsätzlich den grossen Exorzismus (Befreiungsdienst) bei den nachfolgenden, sowie auch bei weiteren psychiatrischen Diagnosen nicht **per Strafgesetzbuch unter Strafe** stellen sollte, scheint heute mehr als nur berechtigt, denn die Wissenschaft macht vor den Kirchen nicht halt.

Bereits aufgeführt wurden weiter oben einige Merkmale (Symptome) der diabolischen Besessenheit. Im Weiteren sind zur Diskussion gestellt, die nachstehenden psychiatrischen Krankheitsbilder mitsamt ihrer Klassifikation nach ICD-10. Die Erwähnungen folgen keiner Gewichtung.

- **Schizophrenie** (F20)

Dieses in allen Bevölkerungsschichten weit verbreitete Krankheitsbild wird in der akuten Phase oft dominiert von auffälligen und stigmatisierenden Halluzinationen und Wahnideen. Diese sind beeindruckend (in der floriden Phase) und rufen in der Bevölkerung teils starke Gegenreaktionen hervor. Oft werden sie begleitet von unvernünftigen Handlungen und hin und wieder auch auffälligen Aggressionen.

Schizophrenie (Bewusstseinsspaltung):
Die schizophrenen Psychosen gehören zur Hauptgruppe der endogenen Psychosen. Bei diesen Erkrankungen kommt es zum Auftreten charakteristischer, symptomatisch oft vielgestaltiger psychopathologischer Querschnittbilder mit Wahn, Halluzinationen, formalen Denkstörungen, Ich-Störungen, Affektstörungen und psychomotorischen Störungen. Nachweisbare körperliche Ursachen fehlen.

Lehrbuch:
„Psychiatrie und Psychotherapie" von Möller, Laux und Deister, Thieme Verlag Stuttgart, Ausgabe 1995 (S. 134)

Der Terminus ‚endogen' meint jedoch nichts anderes als ‚von innen kommend', man könnte auch sagen ‚organisch', wobei gleichzeitig festzustellen ist, dass man noch heute deren Ursache nicht kennt. Sie bleibt unbekannt. Dies und weitere Überlegungen führten inzwischen dazu, dass gewissen Forscher und Psychiater den Schizophrenie-Begriff wie auch das Schizophrenie-Konzept ablehnen und die Forderung in den Raum stellen, diese Diagnose gänzlich abzuschaffen.

Es gibt Forscher, die der Ansicht sind, das für die vielfältigen Symptome der Schizophrenien, die alles andere als ein klares und einheitliches Bild darstellen, sondern eher eine Gruppe von Krankheiten umfasst, Entzündungen, Toxine, Erreger und/oder Autoimmunreaktionen verantwortlich sind. Sicher ist, dass Patienten mit dieser Diagnose völlig unterschiedliche Krankheitsbilder aufweisen.

Somit ist die vom Schweizerischen Psychiater Eugen Bleuler postulierte Krankheit ‚Schizophrenie' arg in Bedrängnis geraten und vermutlich wird sie sowohl von der ICD wie vom DSM in absehbarer Zukunft revidiert werden müssen.

Trotzdem kann man die Schizophrenie als Krankheitsbild weiterhin dem Aktivwerden des Exorzismus zuordnen. Sie bleibt als Gruppe der Schizophrenien eine der grössten aller möglichen weiteren psychischen Erkrankungen, mit einem stattlichen Bevölkerungsanteil, worunter in einem gewissen Sinne auch die nachfolgende gehört, die:

- **Schizotype Störung (F21)**
  auch genannt schizotype Persönlichkeitsstörung

Dieses Störungsbild fällt gemäss ICD aber nicht - wie der Name sagt - zu den Persönlichkeitsstörungen, sondern ins Kapitel schizophrener und wahnhafter Störungen. Im DSM-V jedoch wird sie zu den Persönlichkeitsstörungen gezählt. Sie ist gekennzeichnet durch Defizite in sozialer und zwischenmenschlicher Hinsicht sowie auffallenden Verzerrungen des Denkens, welches überwiegend magisch, mystisch und/oder religiös gefärbt ist.

Eine klare Abgrenzung zu der

- **Schizoiden Persönlichkeitsstörung (F60.1)**

ist nicht gegeben, allerdings figuriert diese Krankheit wiederum unter den verschiedenen Persönlichkeitsstörungen. Zwischen diesen beiden Störungsbildern gibt es, was die Symptomatiker anbelangt, enge Verbindungen, Ähnlichkeiten und

Schwierigkeiten in der exakten Abgrenzung. Daher kommt die Uneinigkeit in der Psychiatrischen Wissenschaft, die sich in den unterschiedlichen Nosologien zwischen der ICD-10 und dem DSM-V niederschlägt.

Nichtsdestotrotz verfangen sich beide Krankheitsbilder schnell im Spinnennetz des Exorzismus! Daher prädestiniert sich diese Krankheit, wie bereits erwähnt, für eine **Verbindung zur Infestation und magisch-okkulten Religiosität.** Damit gehörte sie früher und gehört sie auch noch heute vermeintlich in die Hände der exorzierenden Kirche.

Eine oft auffällige, nicht zu übersehende psychische Störung mit komplexem Symptombild begleitete früher viele psychiatrischen Krankheiten. Im Grunde ist dieses auffällige und dominierende Störungsbild keine für sich selbst stehende, eigenständige Krankheit. Dieses Störungssyndrom (?) ist eher ein Anzeichen, ein verschiedene Krankheiten begleitendes Merkmal, ein Ausdruck der Verwirrung und Unvernunft, ein komplexes, ursächlich unklares Geschehen, vielleicht ein metabolisch bedingter Rauschzustand. Dieser Zustand ist sicher auch eine ausdrucksstarke, charakteristisch seelische Veränderung der Ursprungspersön-lichkeit und für die Betroffenen selbst ein von ihnen kaum zu unterdrückendes Signum (Erkennungszeichen), vielleicht das stärkste seelische Stigma (Brandmal) für alle psychisch kranken Menschen überhaupt:

- **Psychose** (Begleiten u.a. die ICD F20 – F25)

Psychose:
Es ist ein krankhafter Zustand leider noch immer unklarer Provenienz mit erheblichen Beeinträchtigungen der psychischen Funktionen und gestörtem Realitätsbezug, eine psychische Störung mit grundlegendem Wandel des eigenen Erlebens und des Aussenbezuges. Entweder im Rahmen einer organisch fassbaren Störung oder im Rahmen von Veränderungen des Gehirnstoffwechsels.
(Versuch einer Definition, A.d.A.)

Vielleicht ist die Psychose jedoch die Störung und Krankheit an sich, wobei sie die verschiedensten Ausdrucksformen resp. Symptombilder kreiert. Vielleicht ist die Psychose eine metabolische Stoffwechselstörung des Gesamtorganismus des menschlichen Körpers, also nicht bloss des Gehirns.

Damals, also um 1600 und in den folgenden Jahrhunderten kannte man diesen Begriff (Terminologie) selbstverständlich noch nicht. Nichtsdestotrotz drängt sich heute dieser Begriff auf, denn viele damaligen psychisch erkrankten Menschen mochten an einem solchen **psychotischen Erleben** erkrankt und aufgefallen sein.

Man kann mit einiger Wahrscheinlichkeit annehmen, dass Menschen damals wie heute unter denselben psychischen Krankheiten litten, die sich jedoch immer im

Kontext der jeweilig herrschenden Umwelt und in der entsprechenden Zeitepoche (Kultur, Brauche, Sitte, Wert, Norm, Sprache, Politik, Religion, Ethik, Medizin, Kunst, Tradition etc.) womöglich unterschiedlich darstellen. Daher ist es wichtig, den Psychosebegriff zu erklären wie auch die ihm zu unterordnenden, vielfältigen und spezifischen Krankheitsbilder.

Wenn wir die Vielzahl der **Psychosen** uns vor Augen führen, die **kein in sich geschlossenes, eigenes Krankheitsbild** darstellen, aber mit den verschiedensten Krankheitsbildern liiert sind, verstehen wir schnell, dass gerade und explizit in ihnen oder durch sie, in der Sicht der damaligen Zeit, ein Teufel oder Dämon sein finsteres Werk ausgeübt haben musste. Sie waren offensichtlich Besessene.

Im Kurzlehrbuch ‚Psychiatrie und Psychotherapie' von Leucht & Förstl, Thieme, 2012 wird zur Psychose vermerkt: *‚Im allgemeinen Sprachgebrauch hat sich der Begriff „Psychose" als Kurzbezeichnung für die schizophrenen Erkrankungen eingebürgert. Da Psychosen jedoch schwere seelische Erkrankungen mit Realitätsverlust bezeichnen, zu denen z. B. auch schwere Depressionen oder Delirien zählen, ist die Vereinfachung nicht unproblematisch.'*

Die Krankheitsbilder der Psychose sind also vielfältig und lassen sich nicht leicht beschreiben. Es sind aber oft auffällige psychische Störungen, die durch einen **Verlust des Realitätsbezuges** gekennzeichnet sind. Exakt diese seelischen Auffälligkeiten mochten im Mittelalter und in der Neuzeit massgebend gewesen sein, um in die Fänge der Inquisition, sowohl der klerikalen wie auch der profanen säkularen Verfolgung oder als Besessener in die Fänge des Exorzismus und ihren entsprechenden Instanzen zu gelangen.

Es handelt sich also um einen übergeordneten Begriff, der im Rahmen verschiedener Grunderkrankungen auftreten kann. Wir finden Psychosen daher in Begleitung verschiedenster Krankheitsbilder. Es gibt die:

⮑ **Organische Psychose** bei Hirnerkrankungen wie Delirien, Epilepsien, Hirntumoren, Infektionen, schweren Stoffwechselstörungen, Demenz, als Folge von Alkohol- und Drogenkonsum (F00 – F09)

⮑ **Psychose bei Schizophrenien**, schizotype und wahnhafte Störungen (F20 – F29)

⮑ **Psychose bei affektiven Störungen** (bipolar, depressiv) (F30 – F39)

⮑ **Psychose bei Persönlichkeitsstörungen und Verhaltensstörungen** (F60 – F69)
Heute in Mode ist unter dieser Gruppe die
- **Emotional instabile Persönlichkeitsstörung, Borderlinetyp** (F60.31)

Der psychotisch Schizophrene war vermutlich das häufigste Krankheitsbild, das in die Fänge des Exorzismus geriet und auf dem Scheiterhaufen landete. Dennoch gab es noch viele weitere seelische Auffälligkeiten, die die Aufmerksamkeit der Bevölkerung auf sich zogen und die dann gerne denunziert wurden.

Denn selbstverständlich waren auch alle Reaktionen des Menschen auf Belastungen (seelische Überlastungen) und somit viele Traumata auffällig und kamen mit dem Rituale Romanum in Berührung. Gemeint sind folgende Diagnosen:

- **Reaktionen auf Belastungen, Anpassungsstörung** (ICD F43)
  - **aktuelle Belastungsreaktion** (F43.0)
  - **posttraumatische Belastungsstörung** (F43.1)
  - **Anpassungsstörungen** (F43.2)
  - **sonst. Reaktionen auf schwere Belastung** (F43.8)
  - **Reakt. auf schwere Belastung**, nicht näher bez. (F43.9)

Ebenso wichtig zu erwähnen ist die Gruppe der Konversionsstörungen.

- **Dissoziative Störungen** (Konversionsstörungen) (F44)
  - Untergruppen:
  - **dissoziative Amnesie** (F44.0)
  - **dissoziative Fugue** (F44.1)
  - **dissoziativer Stupor** (F44.2)
  - **Trance- und Besessenheitszustände** (F44.3)
  - **dissoziative Bewegungsstörungen** (F44.4)
  - **dissoziative Krampfanfälle** (F44.5)
  - **diss. Sensibilitäts- und Empfindungsstörungen** (F44.6)
  - **diss. Störungen** (Konversionsstörungen) **gemischt** (F44.7)
  - **sonstige diss. Störungen** (Konversionsstörungen) (F44.8)
    - **Ganser-Syndrom** (F44.80)
    - **Multiple Persönlichkeitsstörung** (F44.81)
    - **Transitorische diss. Störungen in Kindheit und Jugend** (Konversionsstörungen) (F44.82)
    - sonstige dissoz. Störungen (Konversionsstörungen) inkl. **psychogener Dämmerzustand, psychogene Verwirrtheit** (F44.88)
  - **dissoziative Störungen** nicht näher benannt (F44.9)

Auf zwei dieser Untergruppen der dissoziativen Störungen (Konversionsstörung) muss vertiefter eingegangen werden, weil sie ebenfalls gerne in die Fänge der

Kirchen resp. der Religiösen und damit in die Nähe des Exorzismus gerieten. Nomen est Omen und somit muss hier die Untergruppe der Trance- und Besessenheitszustände selbst erwähnt werden. Gemäss der Internationalen Klassifikation der Krankheiten der WHO (ICD 10) werden in F44.3 beschreiben die:

- **Trance- und Besessenheitszustände** (F44.3)

Trance- und Besessenheitszustände
Bei diesen Störungen tritt ein zeitweiliger Verlust der persönlichen Identität und der vollständigen Wahrnehmung der Umgebung auf; in einigen Fällen verhält sich der Mensch so, als ob er von einer anderen Persönlichkeit, einem Geist, einer Gottheit oder einer geheimnisvollen „Kraft" beherrscht wird.
Hierunter sind nur Trancezustände zu klassifizieren, die unfreiwillig oder ungewollt sind, und die ausserhalb von religiösen oder kulturell akzeptierten Situationen auftreten. Heiler oder Schamanen versetzen sich gewollt und bewusst in einen Trancezustand.

Auffallend ist allerdings die marginale Erwähnung des Besessenheitszustandes sowohl im ICD wie auch im DSM. Ebenso auffallend ist das Fehlen dieser Diagnose resp. die ebenfalls eher marginale Beschreibung dieses Zustandsbildes der Besessenheit in den meisten (älteren) Lehrbüchern, wie im **Lehrbuch der Psychiatrie von Eugen Bleuler,** einer während Jahrzehnten gewichtigen psychiatrischen Fibel (Ersterscheinung 1916). Bereits Bleuler muss sich vom Gedanken der Besessenheit resp. von der Dämonologie distanziert haben.

Auf Seite 107 (Lehrbuch der Psychiatrie, Erstausgabe 1916) formuliert Bleuler marginal, aber immerhin über die Besessenheit (von religiösen und spiritistischen Zirkeln):
'In spiritistischen Zirkeln wird automatisches Reden von jedem „Medium" ausgeführt, und in religiösen Epidemien (Prediger in den Cevennen u. a.) ergreift der Automatismus grössere Kreise von Anhängern. Es ist leicht verständlich, dass solche Leute die Idee bekommen, sie seien **von einem Geiste besessen** (Dämonismus). Äussert dieser das, was sie bewusst denken oder wünschen, so ist es ein guter Geist, andernfalls ein böser; es ist nämlich gar nicht selten, dass die Kranken gerade das tun müssen, was sie nicht wollen, z. B. hässliche oder sündige Worte ausstossen (automatische Koprolalie).'

Und auf Seite 292 meint Bleuler weiter, dass die betroffenen Schizophrenen selbst einen Dämon in ihnen vermuten. Und im gleichen Lehrbuch steht auf Seite 307 unter den akzessorischen Symptomen:

'Die Schizophrenen machen sich zum Unterschied von den **Hysterischen** und den **Zwangskranken** meist wenig Gedanken über ihre Automatismen. Es geschieht eben, sie können nicht anders, und damit sind sie zufrieden. Einzelne allerdings wehren sich dagegen und empfinden den Zwang, und noch mehr **glauben sich besessen** und von ihren Verfolgern beeinflusst. Im letzteren Falle treffen sie etwa Schutzmassregeln, um sich an der Ausführung zu hindern.'

Dabei musste dem Autor dieses Grundlagenwerkes, Prof. E. Bleuler, der Begriff des Dämonismus durchaus bekannt gewesen sein, immerhin meint sein Sohn Manfred Bleuler noch in der Ausgabe von 1979 (S. 408) zum Thema Wahnideen: ‚Sehr häufig sind autopsychische Wahnideen; der Patient ist gar nicht derjenige, für den man ihn angesehen hat, sondern ein ganz anderer; er heisst nicht so, wie die Papiere ausweisen; er ist in einer Badewanne eingefroren und doch hier; ein Fräulein „ist verstellbar, bald Jungfrau, bald Frau". Andere Kranke sind in Tiere verwandelt, ein Wahn, der allerdings bei besonnenen Zuständen selten anzuhalten pflegt. Häufiger wird das Geschlecht, manchmal auch das Alter gewechselt. Dann wieder sind es gar nicht die Patienten selbst, die denken und handeln, sondern fremde Gewalten in ihnen (Dämonismus)‘

Der bekannte Philosoph und Psychiater Karl Jaspers erwähnte in seinem Grundlagenwerk ‚Allgemeine Psychopathologie‘ über Besessenheit (Neunte Auflage, 1973, S. 615):

‚Dass Geister (Dämonen und Engel, Teufel und Götter) in den Menschen fahren und von ihm Besitz ergreifen, ist eine Vorstellung aller Völker und Zeiten. Die körperlichen Krankheiten wurden durch Dämonen erklärt, erst recht die geistigen, und hier vor allem solche, in der plötzlich **der Mensch sich in eine andere Person zu verwandeln** scheint, Stimme und Haltung, Ausdruck des Gesichts und Inhalt seiner Reden eine andere Persönlichkeit kundgeben, und in denen diese Veränderung auch plötzlich wieder verschwindet.

Im engsten und eigentlichen Sinne aber spricht man von Besessenheit, wo der Kranke selber erlebt, dass er zugleich **zwei Wesen** sind, **zwei völlig heterogene Gefühlsweisen** mit **zwei Ichs** vollzieht.

Weiter gilt als Besessenheit das Erleben **fremder halluzinierter Persönlichkeiten, die in Stimmen und Gebärden zu den Kranken sprechen**, schliesslich auch **Zwangsphänomene** und alles als **fremd Empfundene**. Es ist klar, dass Besessenheit nur eine primitive Theorie ist, und dass die dieser Vorstellung zugrunde liegende Wirklichkeit höchst mannigfaltig ist.

Insbesondere sind die Besessenheitszustände mit Bewusstseinsverwandlung (somnabulische Besessenheit) sehr verschieden von denen bei hellem Bewusstsein (luzide Besessenheit), die erstere ist zumeist **hysterisch**, die letztere **schizophren**.‘

Allerdings kommt auch Bleuler diesem Krankheitsbild nochmals näher im Kapital ‚Psychoreaktive oder psychogene Störungen‘ (ab S. 478) seines Lehrbuches, besonders unter Kapitel IX (Seite 539) über die **Symptome der Hysterie**, indem er einige Symptome beschreibt, die man noch heute unter die Dissoziationsstörungen (Konversionsstörungen) subsumiert. Via diesen kann man die Nähe zu den Trance- und Besessenheitsstörungen herleiten.

Aber auch in weiteren Lehrbüchern fehlt oft ein ausführlicher Eintrag über dieses Krankheitsbild der Trance- und Besessenheitszustände. Einige wenige Zeilen zum Thema treten marginal in Erscheinung, so im Psychiatrie-Lehrbuch ‚Psychiatrie und Psychotherapie', von Möller, Laux und Deister (1995).

Darin findet sich ein knapper Eintrag, dass Trancezustände, Zustände mit verändertem Bewusstsein seien. Darin heisst es (Seite 242): *‚Auch sogenannte Trancezustände können hier klassifiziert werden. Dabei handelt es sich um Situationen mit verändertem Bewusstsein und einer deutlich eingeschränkten oder selektiven Empfänglichkeit für Umgebungsreize. In diese Gruppe gehören auch Zustände von Dissoziationen bei Personen, die einem langen und intensiven Prozess von Zwangsmassnahmen zur Veränderung von Einstellungen ausgesetzt waren, z. B. ,,Gehirnwäsche", Gedankenbeeinflussung oder Indoktrinationen in Gefangenschaft.'*

Immerhin figurieren diese wenigen Zeilen unter dem ausführlichen Kapital 4.8, in dem die Rede ist von dissoziativen Störungen (Konversionsstörungen). Über den veralteten Begriff der ‚Besessenheit' lässt sich auch in diesem modernen Werk aber nichts Näheres finden.

Und doch wird im ICD-10, wie offenbar auch im neuen noch in Entwicklung sich befindlichen Werk ICD-11 weiterhin von Trance- und Besessenheitszuständen gesprochen. Sie sind klassifiziert unter dem eigenen Code ICD F44.3, wobei zu sagen ist, dass sie im amerikanischen Pendant (DSM-V) nicht als eigenständige Störung existieren, obwohl dieses ausführlich über die Dissoziation berichtet. Hier sind sich die psychiatrischen Nomenklaturen nicht einig geworden.

Die zweite Untergruppe, auf die hier vertiefter eingegangen wird, weil sie gerne in die Fänge von (charismatischen) Freikirchen und damit in deren Fokus gerät, exorziert zu werden, ist die der **Multiplen Persönlichkeitsstörungen** F44.81. Speziell an diesen Krankheitsbildern ist, dass sie oft durch langjährigen sexuellen Missbrauch, resp. infolge ritueller (religiöser) und sexualisierter Gewalt während der Zeit der Kindheit und Jugend entstanden sind. Es geht hier also um Kindsmissbrauch, der ja wie bekannt ist, auch breit in religiösen Einrichtungen, wie in Klosterschulen vorgekommen ist und weiterhin vorkommt (Gesamteuropa).

Charismatische Freikirchen, wie viele Pfingst- und auch Chrischonagemeinden, aber auch andere sektenähnliche Gemeinschaften verbinden jede Widrigkeit des Lebens mit dem Wirken Satans. Dies hat Folgen, denn so schreiben sie viele psychische Auffälligkeiten und Seelenstörungen und auch jede psychiatrische Diagnose dem Wirken Satans und seinen Dämonen und bösen Geistern zu, die es auszutreiben, sprich zu exorzieren gilt.

Zudem ist das Milieu in diesen charismatischen Kirchen oft gefährlich, weil die kleinen Gemeinden starr strukturiert sind und ihre Mitglieder eng kontrolliert werden. Über alles und jedes muss Rechenschaft abgelegt werden und das schlechte Gewissen, die Gewissheit, sündig zu sein, ist bei den Mitgliedern ein ständiger Begleiter. Bestrafung in Form von Bibelstudium, zusätzlichem Gebet, intensivem Besuch von Gottesdiensten, aber auch Exorzismen, der Abgabe eines Obolus, Geld oder Eigentumsübertragungen bis zur Zurücksetzung der Hierarchiestufe oder zum Ausschluss aus der Gemeinde als Massregelungen und Sanktionierungen sind dort möglich. Sie betreiben oft intensiv Austreibungen. (Beispiel: Homosexualität)

In solchen Freikirchen findet man eine verstärkte Kausalattribution (ursächliche Zuschreibung von Eigenschaften, Attributen) in Richtung der Besessenheit, an die ihre Mitglieder glauben. Selbst diese - nicht nur die austreibenden Offiziere - glauben dieser Kausalattribution und verlangen von sich aus freiwillig solche ‚Reinigungsdienste‘.

Ob aus ärztlicher Sicht solche Befreiungsdienste (exorzierende Gebetsrituale) diese Betroffenen von ihren psychischen Leiden befreien (heilen), ist alles andere als sicher. Die Wahrheit ist, dass der Befreiungsdienst (der Exorzismus, das Gebet, das religiöse Ritual) kaum zu einer beglaubigten (Nachweis) und dokumentierten Heilung der Patienten führt. Die befreiungsdienstlichen Austreibungen sind absolut wirkungslos oder ‚heilen‘ höchstens für kurze Zeit auf der Ebene der Suggestion. Die Krankheiten melden sich alsbald wieder in voller Blüte und der ‚Dämon‘ und ‚böse Geist‘ (sprich: die Ungläubigkeit) kehrt zurück.

Die in ritueller und religiöser Manier geführten Austreibungen dieser charismatischen Gemeinschaften können zu sog. **psychotischen Dekompensationen** führen. Die vermeintlich von bösen Dämonen Besessenen entgleisen unter dem enorm starken psychischen Druck der Gemeinschaft und reagieren psychotisch, entwickeln oft erst unter diesen Umständen eine blühende Psychose, die dann in einer psychiatrischen Klinik behandelt werden muss.

Obwohl die Dissoziative Identitätsstörung nicht nur im ICD-10 genannt wird, sondern auch im DSM-V, also auch im amerikanischen Pendant gebührende Erwähnung findet, zweifeln einige Fachautoren die Existenz der Multiplen Persönlichkeitsstörungen an. Im klerikalen Kreise wiederum aber wäre ein solchermassen diagnostizierter Mensch, zusätzlich behaftet mit einem wahnhaften Denken und von einem Dämon (oder mehreren Dämonen) besessen.

Diese Experten ordnen dieses Krankheitsbild eher den Borderline-Persönlichkeits-störungen zu, als den schizophrenen Störungen, erhalten jedoch bei guter Exploration dieselben Befunde und Störungsbilder. Sie stellen diagnostisch jedoch einen anderen Befund.

Gemäss der Internationalen Klassifikation der Krankheiten der WHO (ICD 10) werden diese Störungen wie folgt beschrieben:

- **Dissoziativen Identitätsstörungen** (F44.81)

Dissoziative Identitätsstörung (DIS), früher: Multiple Persönlichkeitsstörung
Das Hauptmerkmal dieser Störungen, welches stark auf die Möglichkeit einer Besessenheit hindeutet, ist die Existenz zweier oder mehrerer unterschiedlichen Persönlichkeiten (Identitätszustand) im ein- und demselben Menschen.

Bei der Untersuchung und Behandlung dieser Erkrankten, macht es den Anschein, als erschienen verschiedene Personen (Charakter, Persönlichkeit, Wesen) innerhalb desselben Körpers resp. Individuums (mit teils eklatanten Unterschieden ihres Denkens und Verhaltens, in ihrer Sprache, in ihrem Gesichtsausdruck, in ihren den Emotionen und Vitalzuständen etc.). Manche Personen haben eigene Namen, die man aufrufen und ansprechen kann.

Zu einem Zeitpunkt ist jeweils nur eine Persönlichkeit nachweisbar oder zumindest im Vordergrund bestimmend, wobei in einem nachfolgenden Zeitpunkt dann es wiederum so aussieht, als sei nun eine völlig andere Person im Körper (Individuum) des Betroffenen zugegen, die momentan dessen Persönlichkeit ausmacht oder zumindest dominiert.

Diese zweite, andere Persönlichkeit (Wesen) weist teils andere Persönlichkeitszüge auf, hat auch andere (oder fehlende) Erinnerungen und zeigt mitunter vollkommen unterschiedliche Verhaltensweisen. Dies wird dahin gehend gedeutet, als sei ein Mensch von etwas zweitem, einem „Teufel, Dämon, Geist oder Ahnen etc." besetzt (besessen) und zwar oft gegen seinen eigenen Willen!

Die oben beschriebenen Merkmale wie Amnesie, Fugue, Stupor etc. können die Multiplen Persönlichkeitsstörungen begleiten.

Um die Jahrhundertwende des 16.ten und den nachfolgenden Jahrhunderten dürften vorzugsweise auch diese von einer dissoziativen Identitätsstörung Betroffenen mit Sicherheit vermehrt in die Fänge der exorzierenden Kirche geraten sein. Die Abspaltungen (Dissoziationen) dieser Personen, was ihr Ich und ihre Persönlichkeit anbelangt, sind richtiggehend prädestiniert, sie als von einer zweiten Macht, als von einem anderen Geist Besessene zu bezeichnen und in ihnen einen Dämon resp. einen bösen Teufel zu vermuten.

Auffallend ist, dass beide oben erwähnten psychiatrischen Krankheitsbilder offenbar unter sogenannten **Ich-Störungen**, resp. Ich-Spaltungen leiden. Bei diesen Störungen kommt es zu **Grenzstörungen zwischen dem Ich und seiner Umwelt.** Man könnte sagen, Ich und Umwelt fliessen ineinander und können von diesen

Menschen nicht untereinander abgegrenzt werden. Die eigene Identität kann sich nicht von der Umwelt abgrenzen und scheint darin zu verfliessen.

Die Frage: Ist der Teufel in mir oder ist er noch draussen in der Umwelt, kann nicht schlüssig und sicher beantwortet werden. Auch die Frage: Kann ein von der Religion (Kultur) erdachter, nicht existierender Dämon in meinen Körper und Geist eindringen und sich meinem Denken und Fühlen bemächtigen oder kann er dies nicht? Auch diese Frage kann nicht klar beantwortet werden: Kann mich etwas Fremdes, Aussenstehendes beeinflussen, indem es mich befällt und sich meiner bemächtigt? Es sind Fragen des Glaubens. Man kann daran glauben, muss aber nicht. Die Entscheidung liegt in der Gläubigkeit des Menschen.

Zu den Ich-Störungen gehören Begriffe wie: **Depersonalisationsstörung** und **Derealisationsstörung**, aber auch **Gedankenentzug**, **Gedankenausbreitung**, **Gedankeneingebung** sowie **Fremdsteuerung von Körperfunktionen** oder **Fremdsteuerung von Verhalten**.

Was ist Angelegenheit der Kirche, was jene der Psychiatrie? Exorzismus oder Therapie? Für klerikale Menschen scheint diese Frage noch immer nicht eindeutig beantwortbar zu sein. Für den Wissenschaftler jedoch schon. Es scheint, dass sich hier die Erfahrungen der Kirche und der psychiatrischen Wissenschaft noch immer möglichst aus dem Wege gehen. Dabei wird die Chance verpasst, voneinander zu lernen. Die Wissenschaft könnte den religiösen Bezug des Menschen (zum Krankheitsbild) finden, die Kirche die wissenschaftlichen Gesichtspunkte verstehen, z. B. den, dass Kindsmissbrauch fatale Folgen haben kann.

Immerhin spielen und spielten im kulturellen Leben der meisten Völker der Menschheit die veränderbaren Bewusstseinsstände wie Traum, Trance und Besessenheit, sowie auch die Ekstase eine grosse Rolle. Viele Menschen wollen noch heute beispielsweise innerhalb ihrer Drogenkonsumation (Abhängigkeit) einer Veränderung ihres Bewusstseinszustandes beiwohnen (erleben).

Schamanen benutzen diese Trance- und Besessenheitszustände, um Entdeckungen zu machen (Divination resp. Voraussagen) oder um Heilung von Krankheit zu bewirken. Wir wissen, dass noch in heutiger Zeit viele Menschen mit Krankheiten oder sonstigen Funktionsstörungen zu Schamanen reisen, um sich helfen zu lassen. Auch auf dem Esoterikfeld sind in Wochenendkursen ausgebildete Pseudo-Schamanen hoch im Kurs und verdienen viel Geld an den um teuren Rat oder sonst wie Sinn- und Hilfe suchenden Menschen.

Mit grosszügigem Entgegenkommen könnte man auch den Exorzismus der Kirchen als Heilungsversuch (und Teufelsabwehrung) betrachten, so wie Jesus Christus selbst seine ‚Legionenaustreibung' ja auch als Heilung verstand: ‚Ich sage dir, steh auf, nimm deine Bahre und geh nach Hause!' Mit anderen Worten: ‚Du bist wieder gesund! Geh deinen Weg!' Mit etwas Entgegenkommen wäre eine gemeinsame Forschung und vertiefte Auseinandersetzung mit dem Thema zwischen Kirche und Wissenschaft möglich und empfehlenswert.

Wir sind immer noch inmitten des Themas ‚Besessenheit' und können ihr noch weitere Krankheitsbilder zuordnen, wie sie in der Geschichte umschrieben und erwähnt wurden.

- **Epilepsie** (ICD G40)

Da wäre in vorderster Front die Epilepsie zu nennen. Sie ist heute jedoch eindeutig keine Geisteskrankheit als solche, sondern eine Krankheit (Entwicklungsstörung) der zentralen Nervensystems und somit eine somatische Krankheit.

Wie weiter oben beschrieben nimmt man an, dass bereits in grauer Vorzeit Trepanationen durchgeführt wurden, um diese ‚heilige oder fallende Krankheit' zu bekämpfen. Aus dem Loch im Kopf sollte der Dämon entweichen können.

Die Ärzte der alten Sumerer behandelten Epilepsie dann mit Fischöl und Zedern-kraut. Hippokrates sah die Epilepsie als körperliche Erkrankung an. Ätiologisch führte er das Krankheitsbild auf eine organische Ursache zurück und auch auf humoralpathologische Ursachen, nicht auf eine Besessenheit des Geistes durch Dämonen. Er lokalisierte das Zentrum der Epilepsie im Gehirn oder aber auch im Blut, in der Herzgegend und insbesondere auch im Zwerchfell (Sitz der Seele resp. des Verstandes).

In biblischen Urzeiten, also in den Gründungsjahren der ersten Bibeltexte sprach man von der Epilepsie als Beelzebul, wenn da in Markus 3.22 ausgesagt wird: *‚Er hat den Beelzebul.'* Der Kranke resp. Besessene (Epilepsiekranke) sei vom Teufel oder von einem Dämon befallen. Immer wieder wird der Irrsinn, die Hysterie und Epilepsie einer dämonischen Infestation (Besitzergreifung) zugeschrieben.

Die Epilepsie als Krankheit wurde im christlichen Mittelalter arg dämonisiert. In Markus 9, [17-27] heisst es:

*‚[17] Einer aber aus der Menge antwortete: Meister, ich habe meinen Sohn hergebracht zu dir, der hat einen sprachlosen Geist. [18] Und wo er ihn erwischt, **reisst er ihn zu Boden**; und er **hat***

Schaum vor dem Mund und knirscht mit den Zähnen und wird starr. Und ich habe mit deinen Jüngern geredet, dass sie ihn austreiben sollen, und sie konnten's nicht.[19] Er antwortete ihnen aber und sprach: O du ungläubiges Geschlecht, wie lange soll ich bei euch sein? Wie lange soll ich euch ertragen? Bringt ihn her zu mir![20] Und sie brachten ihn zu ihm. Und sogleich, als ihn der Geist sah, riss er ihn hin und her. Und er fiel auf die Erde, wälzte sich und hatte Schaum vor dem Mund.[21] Und Jesus fragte seinen Vater: Wie lange ist's, dass ihm das widerfährt? Er sprach: Von Kind auf.[22] Und oft hat er ihn ins Feuer und ins Wasser geworfen, dass er ihn umbrächte. Wenn du aber etwas kannst, so erbarme dich unser und hilf uns![23] Jesus aber sprach zu ihm: Du sagst: Wenn du kannst! Alle Dinge sind möglich dem, der da glaubt.[24] Sogleich schrie der Vater des Kindes: Ich glaube; hilf meinem Unglauben![25] Als nun Jesus sah, dass die Menge zusammenlief, bedrohte er den unreinen Geist und sprach zu ihm: Du sprachloser und tauber Geist, ich gebiete dir: Fahre von ihm aus und fahre nicht mehr in ihn hinein![26] Da schrie er und riss ihn heftig hin und her und fuhr aus. Und er lag da wie tot, sodass alle sagten: Er ist tot.[27] Jesus aber ergriff seine Hand und richtete ihn auf, und er stand auf.'

Die augenfälligen, im Text gebundenen Symptome der Epilepsie, die man manchmal auch als Veitz-Tanz benannte, galten als eindeutige Zeichen einer solchen Besessenheit. Mittels Folter und Teufelsaustreibungen versuchte man, den Besessenen zu helfen, damit sie den Teufel, die in ihnen innewohnte, wieder loswurden.

Auch die Steinschneider und Bader versuchten auf ihre Weise, diese heilige Krankheit zu behandeln, schnitten ihnen angeblich Steine aus der Stirn oder dem Kopf und glaubten an eine erfolgreiche Heilung. Wir erinnern uns an das berühmte Bild von Hieronymus Bosch ‚Der Steinschneider'.

Für die Kirche um 1600, als die erste Ausgabe des Rituale Romanum erschien, wie auch für die abergläubige Bevölkerung, erheischte das theatralische epileptische Anfallsgeschehen grossen Eindruck, wenn ein an Epilepsie Erkrankter plötzlich und ohne Vorwarnung mit einem lauten Schrei zu Boden fiel, krampfend und danach zitternd an Armen und Beinen, mit völlig verzerrtem Gesichtsausdruck, zuerst atemlos, dann stark schnaufend, mit Speichel vor dem Mund, während ihr Körper, Kopf und Rumpf während des Anfalles auf dem Boden aufschlug, wieder und wieder, bis das Anfallsgeschehen langsam abflaute und die Betroffenen daraufhin wie gelähmt, geschwächt und fix und fertig, also total erschöpft vom höchstens minutenlangen Anfallsgeschehen vielleicht in einen tiefen Schlaf verfielen oder sich langsam und unbeholfen aufrappelten, kaum zu stehen vermochten, verwirrt und entgeistert schienen, abwesend wirkten, schmatzend und mit der Zunge schnalzend. Manche von ihnen hatten Urin unter sich gelassen und einige bluteten schaumig aus dem Mund, weil sie sich auf die Zunge gebissen hatten. Es schien, als sei ein Teufel oder Dämon in sie gefahren.

Immerhin vermag auch heute noch, trotz aufgeklärter Gesellschaft, ein grosses Anfallsgeschehen (epileptischer Grand Mal), inmitten auf einem belebten Platz, unter den dort anwesenden Schaulustigen grosses Erstaunen und Angst zu schüren.

Da wird es verständlich, dass man lange der irrigen Meinung war, dass in solchen Menschen ein Teufel oder ein böser Dämon innewohne, den es auszutreiben galt mit Gebeten, Formeln und Aufforderungen. Da war ein geleiteter priesterlicher Exorzismus vielleicht da und dort und bei diesem oder jenen willkommen.

Kurzum, es konnte jeden treffen, der irgendwie gesellschaftlich auffiel, weil man dachte, dass ein solcher Mensch von einem anderen Wesen befallen sei. Auch alle Neurosen (neurotischen Störungen) sowie auch die Belastungs- und somato-formen Störungen (F40 – F48) können aufgeführt werden, wie auch die Gruppe der Verhaltensauffälligkeiten (F50 – F59). Nicht unerwähnt bleiben sollen eben-falls alle Intelligenzstörungen, die unter F70 – F79 im ICD figurieren.

Daher mag es nicht sinnvoll sein, der Besessenheit, resp. deren Wirkkräften, dem Teufel, den Geistern und Dämonen irgendwelche speziellen psychischen Krank-heiten zuzuordnen, da es deren viele sein konnten. Immerhin genügt es, was teilweise bereits erfolgte, auf wenige bestimmte Merkmale oder Auffälligkeiten hinzuweisen, die einen näheren Bezug zur Besessenheit zulassen.

Welche Zeichen der Andersartigkeit, welche Stigmas aber wiesen noch auf eine Besessenheit hin? Neben der **Epilepsie** und der **Psychose** wurde bereits hinge-wiesen auch auf die **Schizophrenie**. Dann war da auch das Merkmal der **Dissoziation**, welches eine zweite Person, einen zweiten Geist im Betroffenen nahe legte. Zur Vervollständigung sind noch einige weitere Störungen, resp. Störungskomplexe hinzuzufügen:

- **Zwangsstörungen** (F42)

Die Zwangsstörungen eigenen sich ebenfalls zur Annahme, in diesen Menschen wirke ein Dämon. Ihre Besessenheit äusserte sich im auffälligen Zwangsgesche-hen, dem die Betroffenen sich kaum wiedersetzen können.

Zwangskranke Menschen fallen in der Gesellschaft schnell auf, weil sie nicht mehr in der Lage sind, ihr Leben (Arbeit etc.) problemfrei zu vollziehen. Die Krankheit ist demonstrativ, autonom und widerstrebt hartnäckig jeder Beeinflussung.

Zwangsstörungen (Obsessionen)
Bei diesen Störungen drängen sich gegen den Willen des Betroffenen wiederholt und unkontrollier-bar unangenehm empfundene Gedanken und Handlungen ins Bewusstsein. Die Zwangskranken

erkennen diese als unsinnig und übertrieben und als seelische Belastung an, können sich aber gegen diese inneren Zwänge resp. deren äusseren Auftreten nicht wehren.

Die obsessiven Gedanken (sexuelle Wünsche) und Handlungen (z. B. Waschzwang) drängen sich autonom ins Bewusstsein, wiederholen sich stereotyp und können nicht gemindert werden, ohne dass starke Anspannungen entstehen. Die Betroffenen beurteilen dieses Obsessive, als käme es von anderswo her und entspräche nicht dem eigenen, sondern einem fremden Willen. Zwangsstörungen werden meistens von starken Gefühlen der Angst begleitet.

Früh in der katholischen Ideologie verwendete man für diese Phänomene der Obsession den Begriff der dämonischen Besessenheit, dem mit dem **Versuch** der Teufelsaustreibung begegnet wurde. Dieses klerikale Konzept wurde in der frühen Psychiatrie übernommen, allerdings nicht mitsamt dem Glauben an Teufel und Dämonen, sondern dahin gehend, dass die von der Obsessionen betroffenen Menschen Gedanken und Ideen haben, die nicht von ihnen selbst zu kommen scheinen, sondern eher durch sie hindurch erfahren werden.

Die Zwangskranken sind in den Religionen neben den Epilepsiekranken und den Schizophrenen (Wahn und Halluzination) daher die ursprünglichsten Besessenen, die exorziert wurden.

Stichworte: Tourettesyndrom, Tic, Zwangsimpulse, Kontrollzwang, Waschzwang, Ich-Fremdes-Erleben, Ordnungs-, Symmetrie- und Abfolgebedürfnisse.

Wie weiter oben erwähnt, fallen noch etliche weitere Störungsbilder in dem Sinne auf, dass man ihnen eine Besessenheit durch einen Dämon zuordnete. Die nachfolgenden Krankheiten und Störungsbilder (Symptombilder) seien daher, allerdings nur in einer Übersicht, noch aufgeführt:

- **Essstörungen** z. B. Magersucht (Anorexie Nervosa F50)
- **Ich-Störungen** (Merkmale aus der Psychopathologie)
- **Depressive Störungen** (F30 – F39), insbesondere die teils eindrücklichen psychopathologischen Bilder von Depressionen oder Manien

Besondere psychische Auffälligkeiten (Stigmas), die heute in der Psychopathologie beschrieben werden, lenkten ebenfalls den Verdacht auf Besessenheit auf sich:

- **Wahnsymptome** (F22)
- **Halluzinationen** (ICD 10 GM R44)
- **Verwirrungen des Geistes** (ICD-10-GM F05)
- **Denkstörungen formal und inhaltlich** (psychopathologischer Befund)
- **Logorrhö** (psychopathologischer Befund)
- **Manien** (F30)
- **Wesensveränderungen, organisch** (F07)
- **Phobische Störungen** (Angst, Panik) (F40)

Der **Glaube an die Dämonen ist eine vorwissenschaftliche Erklärung** für die vielen Veränderungen, die mit allen diesen Krankheiten bei den Betroffenen zum Ausdruck kamen. Alle diese obigen erwähnten Diagnosen und psychopathologischen Befunde bildeten in dieser Zeit, insbesondere für die praktische Anwendung des Rituale Romanum einen durchaus idealen Vorwand für die Verfolgung, Folterung und schliesslich für die Ermordung von Geisteskranken. Schliesslich liess sich diese unsägliche Unmenschlichkeit aus der Sicht der Klerikalen durch den Kampf gegen den Teufel (und Unglauben des Besessenen) rechtfertigen.

Exorzismus und Exorzismusritual

Exorzismus
Der Exorzismus ist ein Beschwörungsritual mit dem Ziel der Teufelsaustreibung. Das Ritual folgt strikten Regeln und unterliegt einem Ablaufschema. Nach dem älteren Kanonischen Recht (CIC 1917) ist der Exorzismus ein im Namen Gottes oder Jesu an den Teufel gerichteter **Befehl**, Menschen oder Gegenstände zu verlassen oder sich eines schädigenden Einflusses auf diese zu enthalten.
(CIC = Codex Iuris Canonicus 1918, zu deutsch: Kodex des kanonischen Rechts.)

Nach einer späteren Beschreibung (CIC 1983) versteht sich der Exorzismus als ein eindringliches **Gebet** der Kirche, Gott möge einen vom Bösen in ungewöhnlicher Weise bedrängten Menschen durch die Erlösungstat Jesu Christi von dieser Bedrängnis befreien. Darin kommt verstärkt der Charakter des fürbittlichen Gebetes und somit der nähere Sinn des Sakramentes zum Ausdruck.

Die Kirchen kennen viele Sakramentalien, teilweise wurden sie bereits genannt: die Verehrung des Kreuzes, Fusswaschung, Gebrauch von Weihwasser, Prozession, Bittgang, das kirchliche Begräbnis, Weihungen und Segnungen.

Der Exorzismus des Rituale Romanum ist ebenfalls eines dieser Sakramentalien. Sie folgt bestimmten Regeln, 21 an der Zahl, die weiter vorne angefügt werden. Der Exorzismus gibt keinen klaren Rahmen für die Fragen vor, der Exorzist ist damit, bis auf allgemeine Regeln, frei.

Der Priester und Exorzist soll sich jedoch unbedingt auszeichnen durch:
(gemäss Regel Nr. 1, Der Exorzismus der katholischen Kirche, Prof. DDr. Siegmund Fulda)

- Frömmigkeit
- Klugheit
- unbescholtenen Lebenswandel

Gerade Letzteres verlangt eine unbedingte Integrität der Person, speziell der sexuellen Enthaltsamkeit des priesterlichen Exorzisten, besonders im Hinblick auf den pädophilen Missbrauch von Kindern und Jugendlichen, auf die Homosexualität oder auf die Keuschheit im Allgemeinen (Zeugung von Kindern,

Sexualität mit Frauen). Das versteht sich von selbst, denn bei Zuwiderhandlungen ist klar, dass ein solcher Priester ausserstande wäre, den Teufel aus anderen Menschen auszutreiben, wenn er in ihm selbst quasi in einem bescholtenen Lebenswandel innewohnt.

Hier verhält sich die Situation exakt gleich wie beim behandelnden und therapierenden Psychiater, der mit seinem Klientel ebenfalls unter keinen Umständen den Beischlaf ausüben darf, weder in der Ausübung von sexueller Gewalt gegenüber Abhängigen, noch als therapeutisches Mittel.

⊃ Bereits im Vorfeld ist jedoch zu prüfen, ob nicht eine **psychische Störung** vorliegt. Eine solche wäre Sache der ärztlichen Heilkunde.

Gemäss Rituale müssen erst Fachleute aus Medizin und Psychiatrie bestätigen, dass kein psychiatrisches Krankheitsbild vorliegt, also keine Diagnose z. B. nach dem ICD-10 oder DSM-V gestellt werden kann. Diese Vorbedingung ist aber insofern absurd, als dass im Grundsatz jede Besessenheit immer eine psychische Komponente und zumindest eine Kurzdiagnose begleitet. Man kann sagen, dass es den ‚völlig normalen von einem Dämon besessenen Menschen‘ in der Praxis nicht gibt. Auch wenn der von einem Dämon Besessene dies von sich selbst behauptet oder wenn andere von ihm behaupten, er sei von einem Dämon oder Teufel besessen, müssen da Zeichen oder Verhaltensweisen oder psychische Auffälligkeiten sein, die mindestens für eine psychische Disposition, wenn nicht für ein Krankheitsbild sprechen.

Zudem ist die Situation auch insofern absurd, als dass ein Betroffener im Vorfeld des Exorzismus immer in eine Psychiatrische Klinik eingeliefert oder zu einem Psychiater geleitet werden müsste, um diese schwierige Fragestellung zu klären.

Selbst ein verstorbener schweizer Priester von Chur, Bischofvikar Christian Casetti, räumte ein, dass es in der Praxis eher unrealistisch sei, jedes Mal vor dem Exorzismus einen psychiatrischen Freischein einzuholen. Jetzt aber gab er in einem Interview Erschreckendes zur Kenntnis. Exorziert würden nämlich viele an einer psychiatrischen Krankheit leidende, resp. erkrankte Menschen, die die psychiatrische Mühle bereits erfolglos durchlaufen hätten, also schon oft in die Fänge der Psychiatrie und Psychiater und Psychologen geraten seien und denen die vielen Hospitalisierungen und medikamentösen und psychotherapeutischen Behandlungen nicht oder nicht gut genug geholfen hätten.

Dieser Bischofvikar spielte dabei vermutlich auf die Unheilbarkeit oder Therapie-resistenz, resp. auf die fehlende Compliance (medizinische Bereitschaft eines Patienten zur aktiven Mitwirkung an therapeutischen Massnahmen) von Men-schen mit bestimmten psychiatrischen Störungsbildern an. Es gibt Krankheits-bilder, deren Ursache man noch heute ebenso wenig kennt, wie eine ursächliche Therapie.

Die Unheilbarkeit und die schwierige Therapierbarkeit von bestimmten Krank-heiten - leider heute noch eine Tatsache - ist aber kein Freischein für die Kirche, solche z. B. schwer psychischkranke oder krebskranke Menschen zu exorzieren, damit die (teuflische und dämonische) Krankheit aus ihnen weiche.

Erst wenn alle psychiatrischen Interventionen nichts geholfen hätten, das ge-samte Spektrum der Therapien unwirksam gewesen sei - so der Bischofvikar - seien diese geplagten und therapieresistenten Menschen schlussendlich zu ihm gekommen. Dann habe er, noch zu seinen Lebzeiten, simple Befreiungs- und Heilungsgebete ausgesprochen und beobachtet, wie es diesen Menschen damit erging. Und als er dann zur Erkenntnis gelangte, es handle sich eben doch um eine dämoniale Besessenheit, dann vollführte er offenbar auch noch den grossen Exorzismus.

Mit gewissem Verständnis für Herrn Bischofvikar Casetti, denn was hätte er denn tun sollen, nachdem ihn ein Psychischkranker um einen Exorzismus gebeten hatte? Ihn aufgrund seines eigenen Flehens mit Gebeten zu unterstützen und ihn aber auch zu mahnen, sich danach wieder zu den behandelnden Ärzten zu begeben, wäre sicher nicht falsch gewesen. Im Grunde jedoch völlig anders und falsch aber wäre es gewesen, wenn ihm ein psychisch Kranker gegen dessen Willen zugeführt worden wäre, z. B. infolge der Initiative eines religiösen Verwandten dieses Geisteskranken.

Auch wenn man einen therapieresistenten und ‚überpsychiatrisierten' Menschen noch zu verstehen vermag, wenn er verzweifelt die letzte Möglichkeit einer Heilungschance sucht, wie einen letzten Grashalm, an den er sich verzweifelt zu klammern versucht, wenn man also Verständnis hat, dass ein stark Leidender nichts unversucht lassen und quasi alle Heilungsversprechen und Heilungsver-suche an sich ausprobieren will, trägt das Festhalten am **Exorzismus** aber nach wie vor den leisen **Ruch der Wissenschafts- und Medizinfeindlichkeit** in sich, wie sie leider in der katholischen Kirche, wie auch in Freigemeinden noch immer spürbar ist.

Das Problem dieser Religionen ist, dass ihr Lehr- und Glaubensgebäude in sich zusammen zu stürzen droht, wenn die Existenz des Teufels (als gefallener Engel) anzweifelt wird. Teufel und Gott definieren sich gegenseitig.

Immerhin wäre es dienlich zu überprüfen, wie viele schwer kranke Schizophrene und wie viele weitere Krankheitsbilder jeweils wirklich und nachweisbar je durch einen grossen oder kleinen Exorzismus geheilt (sprich vom Teufel befreit) worden sind.

Bei der **Homosexualität**, der Neigung zur **Pädophilie** und weiteren **sexuellen Deviationen** von Menschen jedoch, die dem Exorzisten zugeführt werden, sieht die Sache bereits unklarer aus: Sie bilden - gemäss der Kirche - oft ein starkes und sichtbares Indiz für eine Besessenheit durch Dämonen. Es gibt viele Exorzisten und Offiziere von Heilungs- und Befreiungsdiensten mancher Freikirchen, die dies ebenfalls so sehen. Im Gegensatz zur psychischen Störung gibt Homosexualität, Pädophilie sowie jegliche sexuelle Deviation noch immer recht häufig Anlass zum Exorzismus. Das Sexuelle im Menschen scheint dazu prädestiniert.

➲ Ein grosser Exorzismus muss von einem Bischof bewilligt werden.

Voraussetzung ist, dass Fachleute aus Medizin und Wissenschaft bestätigt haben, dass keine psychische Erkrankung vorliegt, um dem Bösen mit Gebeten und mit Salz und Weihwasser und dem Kreuz zu Leibe zu rücken. Ein Diözesanbischof muss vorgängig jedes Exorzismusritual genehmigen. Bei den Freikirchen wird es ein entsprechend hoher Kirchenmagistrat bzw. Offizier sein.

Bevor wir zu den 21 Regeln des Rituale Romanum kommen, seien hier noch die drei **Kardinalkennzeichen** angefügt, die einen Hinweis geben, dass ein Mensch von einem Dämon oder Teufel besessen ist.

Das Rituale Romanum von 1614 führt **drei Kennzeichen** auf, die darauf hinweisen, dass ein Mensch von einem Dämon besessen ist:

Glossolalie:
Das Zungenreden oder das ekstatische Reden in fremden Sprachen innerhalb der Pfingstbewegung. Auch als Sprachgebet praktiziert.

Erwähnung in der Bibel, u.a. Apostelgeschichte 2, Korinther 14, Markus 16 [17]

Es ist ein unverständliches Sprechen im Gebet. Hervorbringen von fremdartigen Sprachlauten und Wortneubildungen in der Extase

Xenoglossie:
Fähigkeit, ohne Kenntnis derselben in fremden Sprachen zu sprechen.

Offenbarung und Prophetie in der Bibel weit verbreitet. Das Gotteswerk ist voll von Offenbarungen und Prophezeiungen.

z.B. **5 Prophezeiungen:**

- Auftreten von Krieg, Hungersnot, Erdbeben.
- Wiederherstellung Israels.
- Evangelium in jedem Winkel der Welt gepredigt.
- Ungerechtigkeit wird überhand nehmen, die Liebe der Gläubigen wird erkalten.
- Erscheinen falscher Christi und falscher Propheten.

Wunderkräfte und Geistesgaben:
Werden in der Bibel sowohl Christus wie auch dem Teufel zugeschrieben. Es sind übermenschliche Kräfte am Werk. Phänomene, Magie, Zauber, Mysterium.

1. **Der Besessene kann in einer fremden Sprache sprechen oder jemanden, der in einer fremder Sprache spricht, verstehen.** Eine von einem Dämon besessene Person spricht plötzlich eine fremde Sprache oder versteht eine solche, die er vorher nie erlernt hat.

2. **Der Besessene ist in der Lage** (oder behauptet es), **Entferntes und Verborgenes zu offenbaren**, der also Ereignisse aus Vergangenheit oder Zukunft offenbart. Da hinein gehört die Gabe der Prophetie, als die Fähigkeit zur Weissagung, resp. in die Zukunft zu schauen. (Stichworte: Hellsehen, Telepathie, Retroskopie)

3. **Der Besessene verfügt über Kräfte, die über sein Alter und seine körperliche Konstitution hinausgehen**, der also extreme Körperkräfte entwickelt.

Zu Punkt 1:
Was wären das für Sprachen? Alle Erdensprachen dieser Welt oder eher Sprachen aus spätbiblischen Texten wie Hebräisch? Latein? Stammen sie aus der Liste der ausgestorbenen Sprachen oder sind es heutige Sprachen? Und wer prüft nach, ob ein Besessener diese Sprache wirklich fliessend gut spricht oder wenigstens einige Brocken daraus versteht? Was ist das doch für ein seltsames Kardinalkennzeichen für Besessenheit!

Es stellt sich auch die Frage, ob wirklich alle exorzierten Besessenen vorgängig eingehend geprüft wurden und ob diese Punkt 1 (wie auch die folgenden Punkte) erfüllt haben. (Vermerk zur Glossolalie und Xenoglossie)

Zu Punkt 2:
Wie ist es denn mit dem Offenbaren von Entferntem und Verborgenem? Wer prüft nach, ob Zukünftiges auch wirklich eintritt? Genügt es, solches nur zu behaupten oder muss diese Offenbarung auch wirklich eintreffen und somit gesichert sein? Wer prüft dies nach? Der Bischof? Der Priester? Die Bibel ist übrigens voller Offenbarungen und Weissagungen. An diese glaubt man doch auch. Also warum gilt man heute als vom Teufel besessen, wenn man Zukünftiges weissagt?
(Vermerk zu Offenbarung und Prophetie)

Zu Punkt 3:
Wer prüft nach und wie prüft man nach, ob ein Besessener wirklich über sein Alter und seine körperliche Konstitution hinausgehende, extreme Kräfte verfügt? Muss man einen Kräfte messenden Ringkampf mit dem Besessenen eingehen oder muss er schwere Dinge tragen können? (Vermerk Wunderkräfte)

Dies ist nun wirklich Firlefanz! Anders kann man dies nicht beurteilen. Wer bei Verstand ist, muss hier sicherlich schmunzeln und bemerkt die Ausflüchten und Lügen, die sich hierunter offenbaren.

In der Exorzistenpraxis kommen jedoch noch weitere Merkmale der Besessenheit zum Vorschein. Beispielsweise reagieren Besessene stark und aggressiv auf geweihte Gegenstände (Kruzifix, Weihwasser, Salz, geweihtes Öl) oder auf Örtlichkeiten (Sakrale Räume, Kapellen) oder Requisiten (Statuen, Bilder). Weiter werden folgende Hinweise auf Besessenheit beschrieben:

- Das Unterscheiden von geweihten Gegenständen von ungeweihten
- Ein krankhafter Selbstzerstörungstrieb
- Das unerklärliche Verbreiten von bestialischem Gestank
- Schweben können (Levitation)
- Eine Abscheu von geweihten Personen und Gegenständen
- Permanentes Fluchen
- Das Hervortreten klar unterscheidbarer ‚Persönlichkeiten‘ oder ‚Dämonen‘, von denen der Betroffene besessen ist.
- Es kommt zu Spukvorfällen.
- Wissen um Entferntes
- Hellsehen (Telepathie)
- Kryptoskopie (Erkennen von versteckt gehaltenen Reliquien, Teleskopie)
- Retroskopie (Rückblick in die Vergangenheit)
- Präkognitionen (Zukunftswissen)
- Glossolalie
- Xenoglossie
- Körperliche Zeichen und Male: Lähmungen, Stummheit, Taubheit, Blindheit, Schwellungen, Verbrennungen, Verätzungen, Dermografismen (Hautzeichen)
- Halluzinationen
- Zwangsvorstellungen
- Wahnideen
- Trancezustände oder hypnotische Zustände

Nun aber zu den 21 Regeln des Exorzismus, wie sie bereits im Rituale Romanum von 1614 vermerkt wurden:

'Richtlinien über den Exorzismus an den vom Teufel besessenen

➲ 1.

*Der Priester, der durch eine besondere und ausdrückliche Vollmacht des Ordinarius (Ortsbischofs) die vom Teufel Besessenen beschwört, soll sich durch **Frömmigkeit, Klugheit** und **unbescholtenen Lebenswandel** auszeichnen. Nicht auf seine eigene, sondern auf die Kraft Gottes gestützt, und losgelöst von jedem menschlichen Verlangen, vollziehe er aus Liebe und mit Standhaftigkeit und Demut dieses Gottes so wohlgefällige Werk. Es geziemt sich ferner, dass er reifen Alters sei und nicht bloss wegen seines Auftrages, sondern auch wegen seines **sittlichen Ernstes** Achtung verdient.*

➲ 2.

Damit er seines Amtes richtig walte, soll er sich viele wissenswerte Kenntnisse von bewährten Autoren, die wir hier der Kürze wegen übergehen, und aus eigener Erfahrung aneignen. Das Wenige, das hier als besonders wichtig angeführt wird, möge er sorgfältig beachten.

➲ 3.

*Vor allem darf er nicht ohne weiteres annehmen, jemand sei vom Teufel besessen, sondern er muss jene Merkmale kennen, durch die ein Besessener sich **von jenen unterscheidet, die an einer Krankheit, namentlich seelischer Art, leiden**. Die Merkmale einer teuflischen Besessenheit können folgende sein: Wenn einer **ausführlich eine ihm unbekannte Sprache spricht oder einen versteht, der in einer solchen redet**; wenn er **Entferntes oder Verborgenes kundtut**; eine **Kraft aufweist, die über sein Alter und seinen Zustand hinausgeht**. Wenn derartige Tatsachen zugleich in grösserer Anzahl auftreten, so sind sie als umso bedeutsamere Anzeichen zu bewerten.*

➲ 4.

Um sich eine bessere Kenntnis zu verschaffen, frage er nach einer ersten oder zweiten Beschwörung den Besessenen, was er seelisch oder körperlich empfunden hat. Auf diese Weise kann er auch ersehen, bei welchen Worten die Teufel mehr beunruhigt werden. Diese soll er dann mit besonderem Nachdruck vorbringen und öfters wiederholen.

➲ 5.

Er achte darauf, welche Künste und Listen die Teufel anwenden, um den Exorzisten zu täuschen. Sie pflegen nämlich meist trügerisch zu antworten und sich ungern zu offenbaren, damit der Exorzist infolge Ermüdung aufhört oder der Anschein erweckt wird, der Kranke sei gar nicht vom Teufel besessen.

➲ 6.

Nachdem die Teufel einmal überführt wurden, verbergen sie sich manchmal und geben den Körper von aller Belästigung frei, so dass der Kranke glaubt, er sei nun völlig befreit. Aber der Exorzist darf nicht aufhören, bis er die echten Zeichen der Befreiung wahrnimmt.

➔ 7.
Manchmal legen die Teufel alle möglichen Hindernisse in den Weg, damit der Kranke sich dem Exorzismus nicht unterziehe, oder sie versuchen, glaubhaft zu machen, die Krankheit sei eine natürliche. Bisweilen bewirken sie, dass der Kranke während der Beschwörung schläft oder lassen ihn ein Gesicht schauen; sie entziehen sich, so dass es scheint, der Kranke sei befreit.

➔ 8.
Manche werden behaupten, es liege eine Zauberei vor, erklären, von wem sie ausgeführt wurde, und zeigen die Art und Weise auf, wie sie zu beheben sei. Der Kranke hüte sich deshalb davor, sich an Zauberer, Wahrsagerinnen oder andere Personen als an die Diener der Kirche zu wenden, abergläubische Mittel zu gebrauchen oder sonst auf eine unerlaubte Weise zu handeln.

➔ 9.
Manchmal lässt der Teufel den Kranken in Ruhe, damit es scheine, er sei gewichen, und er gestattet ihm, die Kommunion zu empfangen. Überhaupt sind die Künste und Listen des Teufels zahllos, um den Menschen in die Irre zu führen. Der Exorzist sei darum auf der Hut, um nicht sich selbst täuschen zu lassen.

➔ 10.
Eingedenk der Worte des Herrn, es gebe eine Art von Teufeln, die nur durch Gebet und Fasten ausgetrieben werden kann (Mt 17, 20), sorge der Priester, soweit es in seinen Kräften steht, dass nach dem Beispiel der Väter hauptsächlich diese beiden Mittel um göttliche Hilfe angewendet werden und zwar von ihm selbst und von andern.

➔ 11.
Der Besessene soll für den Exorzismus, wo möglich, in die Kirche oder an einen geweihten und angemessenen Ort, fern von der Masse, gebracht werden. Ist er aber krank oder liegt ein entsprechender Grund vor, kann der Exorzismus in einer Privatwohnung vollzogen werden.

➔ 12.
Wenn es die seelischen und körperlichen Kräfte des Besessenen erlauben, werde dieser ermahnt, für sich zu Gott zu beten, zu fasten und nach dem Dafürhalten des Priesters öfters zu beichten und zu kommunizieren. Während des Exorzismus soll er sich tief sammeln, sich zu Gott hinwenden und mit festem Glauben und voll Demut ihn um Heilung anflehen. Wenn er stark belästigt wird, möge er es geduldig ertragen und sein volles Vertrauen auf Gottes Hilfe setzen.

➔ 13.
Er habe ein Kruzifix zur Hand oder in Sichtweite vor sich. Auch lege man, wo sie zu haben sind, Heiligenreliquien, geziemend und sicher gefasst, voll Ehrfurcht auf die Brust oder den Kopf des Besessenen. Dabei ist aber achtzugeben, dass diese heiligen Gegenstände nicht unwürdig behandelt werden oder der Teufel ihnen eine Unbill zufüge. Vollends darf wegen der Gefahr der Verunehrung die heilige Eucharistie nicht über dem Haupt des Besessenen gehalten oder sonst seinem Körper nahegebracht werden.

➳ 14.

Der Exorzist ergehe sich nicht in weitschweifigen Reden oder in unnützen und neugierigen Fragen, besonders über zukünftige und verborgene Dinge, die mit seinem Amte nichts zu tun haben; vielmehr befehle er dem unreinen Geist, zu schweigen und nur auf seine Fragen zu antworten. Man darf dem Teufel nicht glauben, wenn er vorgibt, die Seele eines Heiligen oder eines Verstorbenen oder ein guter Engel zu sein.

➳ 15.

Fragen, die gestellt werden müssen, sind z. B. jene nach der Anzahl und den Namen der eingefahrenen bösen Geister, jene nach der Zeit und dem Grunde ihres Eintrittes und dergleichen mehr. Der Exorzist soll die übrigen Possen, das Gelächter und die Albernheiten des Teufels zurückweisen und verachten und die Umstehenden, deren ohnehin nur wenige seien, ermahnen, sich nicht darum zu kümmern und dem Besessenen keine Fragen zu stellen, sondern demütig und eifrig für ihn zu Gott zu beten.

➳ 16.

Der Exorzist vollziehe die Exorzismen mit befehlender Macht, voll Glaube, Demut und Eifer. Bemerkt er, dass der böse Geist sich sehr beunruhigt, soll er ihm um so mehr zusetzen und ihn bedrängen. Wenn er wahrnimmt, der Besessene werde an irgendeinem Körperteil erfasst oder verletzt oder es bilde sich daran eine Geschwulst, so mache er ein Kreuzzeichen darauf und besprenge ihn mit dem bereitstehenden Weihwasser.

➳ 17.

Er beachte auch, bei welchen Worten die Teufel mehr erzittern; diese wiederhole er dann öfters. Und bei den Drohungen angelangt, spreche er sie mehrmals aus unter ständiger Erhöhung der Strafe. Sieht er, dass er damit Erfolg hat, so verharre er dabei zwei, drei Stunden und auch länger, wenn er es vermag, bis er den Sieg erringt.

➳ 18.

Der Exorzist hüte sich, dem kranken Besessenen irgendeine Arznei zu verabreichen oder anzuraten. Diese Sache überlasse er den Ärzten.

➳ 19.

Wenn er bei einer Frau den Exorzismus vornimmt, habe er immer ehrenhafte Personen bei sich, welche die Besessene festhalten, wenn sie vom Teufel geplagt wird. Diese Personen seien, wo möglich, mit der Patientin nahe verwandt. Der Ehrbarkeit beflissen, hüte sich der Exorzist, irgendetwas zu sagen oder zu tun, was ihn oder andere zu schlechten Gedanken veranlassen könnte.

➳ 20.

Während des Exorzismus gebrauche er mehr die Worte der Heiligen Schrift als seine eigenen oder die Worte anderer. Er befehle dem Teufel, zu sagen, ob er infolge irgendeiner Zauberei oder zauberischer Zeichen und Mittel im Körper festgehalten werde. Wenn der Besessene solche mit dem Munde eingenommen hat, speie er sie aus.
Wenn sie sich ausserhalb des Körpers befinden, soll der Teufel sie offenbaren und das

Aufgefundene werde verbrannt. Der Besessene werde auch ermahnt, dem Exorzisten alle seine Versuchungen kundzutun.

↪ 21.
Wenn ein Besessener befreit ist, werde er aufgefordert, sich sorgfältig vor Sünden zu hüten, damit er dem Teufel keinen Anlass gebe, in ihn zurückzukehren und die letzten Dinge dieses Menschen noch ärger werden als die ersten.

Quelle:
Siegmund, Georg. 2005. Der Exorzismus der katholischen Kirche. Stein am Rhein.

Ein kurzer Vermerk am Rande: Innerhalb dieser 21 Regeln wird die Besessenheit im Text immer wieder als ‚Krankheit' beschrieben! (Regel 3, 5, 6, 7, 8, 11, 18) Obwohl in Regel 3 unmissverständlich beschrieben wird, dass ein solcher in die Hände von Ärzten und nicht von Exorzisten gehöre (Triage-Regel Nr. 3). In Regel 18 wird zudem ausdrücklich davon abgeraten, dem Besessenen Medikamente zu verabreichen oder ihm solche anzuraten, denn dies sei Sache eines Arztes. (Medikamenten-Regel Nr. 18)

Während die Kirche sich also bemüht, den Besessenen auch dahin gehend zu leiten, dass er nach dem Exorzismus (erfolgreichen Exorzismus?) sich sorgfältig von weiteren Sünden hüten solle, damit der Dämon oder der Teufel nicht neuerlich in ihn zurückkehre (Regel 21), legt sie damit auch die Ursache der Obsession auf den Tisch (Sünde, sündhaftes Verhalten des Gläubigen). Implizit ist aussagt, dass, sollte die Obsession (Besessenheit) wieder zurückkehren, der Betroffene wiederum kein sündenfreies, sondern ein sündhaftes Leben geführt habe.

Die Psychiatrie hingegen weist den Begriff der Sünde resp. sündhaftes Eigenverschulden vehement ab.

Triage:
(Dissoziative Identitätsstörung, F44.81)
↯ mit Symptomen der Amnesie, Fugue und Stupor, Ich-Störungen ↯

Besessenheit

Geisteskrankheit

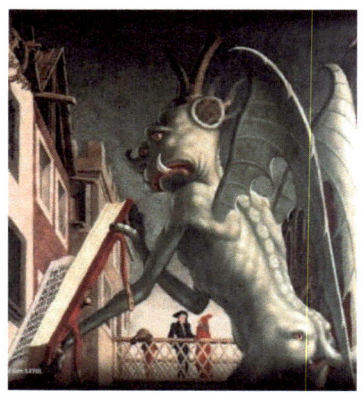

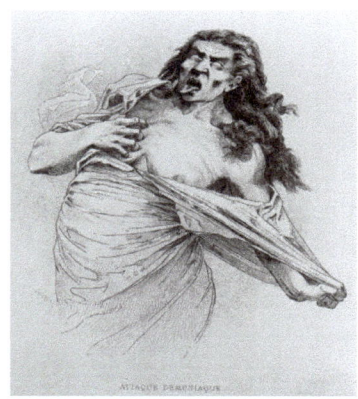

Heilung, Gebet ⇨ Exorzist/Offizier
Kirche, Sakralraum, Wohnort
Name des Dämons/Teufels
Bibel, Liturgie, Rituale, Kreuz, Öl
Sünde, Erbsünde

Therapie ⇨ Psychiater/Medizin
Psychiatrie, therapeutische Praxis
Anamnese, Diagnose
Analyse, Medikamente, Therapie
Vererbung, somatische oder geistige
Krankheit, Vulnerabilität.

Klinikdiagnose
F44.81 Dissoziative Identitätsstörung (DIS) ICD-10 (Multiple Persönlichkeitsstörung)
Hauptmerkmal einer DIS ist die schwere Beeinträchtigung des Identitätserlebens. Durch chronische dissoziative Prozesse kommt es zur Abspaltung von dissoziierten Persönlichkeitsanteilen, die mehr oder weniger eigenständig reagieren können. Diese werden von den Betroffenen häufig als nicht oder nur bedingt zur eigenen Persönlichkeit gehörend wahrgenommen und sie können auf innere oder äussere Hinweisreize hin die Kontrolle über das Erleben und Verhalten der Person übernehmen.

Zudem zeigen Betroffene andere dissoziative Symptome wie Erinnerungslücken und Entfremdungserlebnisse.

Exkurs: Islamische Dämonologie

Im Rahmen eines Nationalfondsprojekts arbeitete Tobias Nünlist den umfangreichen Nachlass von Prof. Dr. Fritz Meier zu Dämonen im Islam auf. Sind sie Vermittler oder Widersacher des Menschen? Die Darstellung berücksichtigt arabische und persische Quellen.

Dem Dämonenglauben kommt im Islam bis heute eine grosse Bedeutung zu. Für jeden gläubigen Muslim ist die Existenz von Geistern eine unbestrittene Realität. Die Dschinnen (Dämonen, Geister) finden in der islamischen Offenbarung häufig Erwähnung. Ihnen ist eine eigene Sure gewidmet (Sure 72). Zu den Dschinnen gehört aber auch der Teufel. Für fundamentalistische Kreise ist er fester Bestandteil bei der Propagierung ihres Weltbilds. So erwähnten ihn z.B. die Attentäter des 11. September 2001 in ihrer „Geistlichen Anleitung". Neuinterpretationen der Dschinnen finden wir bei modernistischen Theologen. Geister kommen aber nicht nur in den klassischen Literaturen und in weit verbreiteten Werken wie *Tausendundeine Nacht* vor, sondern sie spielen auch in den Texten zeitgenössischer Autoren eine wichtige Rolle.

Während sich die Ethnologie wiederholt mit dem Geisterglauben aus der Sicht des Volksislams *(little tradition)* auseinandergesetzt hat, fehlt eine Studie aus der Perspektive des Schriftislams *(great tradition)* bis heute. Diesbezüglich besteht eine Forschungslücke. Das Projekt setzt sich zum Ziel, diese Lücke zu schliessen und ein Grundlagenwerk zum Thema vorzulegen. Dabei kann sich das Vorhaben auf eine umfangreiche Materialsammlung zur islamischen Dämonologie im Nachlass des in Fachkreisen hoch angesehenen Basler Orientalisten Fritz Meier (1912–1998) stützen (2'400 Blätter mit Übersetzungen aus Originalwerken). Aus der Aufarbeitung dieses Textmaterials allein würde ein bedeutender Erkenntnisgewinn resultieren. Eigene Untersuchungen der arabischen und persischen Quellen sind zur vollständigen Erschliessung des Forschungsthemas jedoch unumgänglich.

In der Untersuchung nimmt die Darstellung der Einzelphänomene breiten Raum ein. Doch es wurde auch eine Hypothese überprüft: Im Anschluss an die Forschungen verschiedener Wissenschafter galt es zu klären, ob die Welt der *Dschinnen* nicht eine Art Spiegelwelt zu jener der Menschen darstellt und ob Dämonen letztlich nicht Projektionen innerer Empfindungen sind. Die damit verbundene Externalisierung menschlicher Erfahrungen trüge demnach zu einer individuellen und kollektiven Existenzbewältigung bei. Angesichts der Bedeutung des Dämonenglaubens selbst in gebildeten muslimischen Kreisen weist das Projekt einen unmittelbaren Aktualitätsbezug auf. Es beleuchtet für das Funktionieren moderner islamischer Gesellschaften allgemein zentrale Mechanismen und zeigt wichtige Aspekte ihres Weltbilds und Weltverständnisses auf. – Nachbardisziplinen werden von den Ergebnissen des Projekts im Rahmen von Anschlussstudien profitieren können.

Aus: https://nahoststudien.philhist.unibas.ch/de/forschung/publikationen/islamische-daemonologie/

Weiter oben wurde bereits berichtet, dass die Päpstliche Hochschule neuerlich wieder Exorzismuskurse anbietet. *‚Die Ausbildung zum Exorzisten soll Priestern eine "ernsthafte, wissenschaftliche, theologische, interdisziplinäre" Rundumsicht zu dem Thema vermitteln. Ein Exorzismus sei keine Magie, sondern ein Dienst der Nächstenliebe und Barmherzigkeit'.*

Wir können nur hoffen, dass alle Betroffenen - seien sie triagiert als ‚Besessene' oder als psychiatrisch Diagnostizierte oder was andere spiritistische, esoterische Kreise anbelangt, als aufklärungsbedürftige Geister (verstorbene Seelen) - von ihren jeweiligen ‚Therapeuten' **respektvoll als Menschen, als ehrfurchts- und würdevolle, humane Wesen mit gleicher Wertigkeit, gleichem Ansehen und gleichen juristischen Rechten betrachtet** werden, die ihre jeweiligen Hilfeleistungen resp. Interventionen bestimmen.

Einen respektvollen, ehrfurchts- und würdevollen Umgang mit Menschen - mit gleicher Wertigkeit, gleichem Ansehen und gleichen juristischen Rechten versehen - in die ein bösartiger Dämon oder Teufel hinein interpretiert wird oder die der Meinung sind, von einem solchen befallen zu sein, kann es nicht geben. Einen solchen würdevollen Umgang gab es nie, weil das Oben und das Unten zwischen Exorzist und Besessenem dies niemals zuliess und zulassen wird.

Ihr schlimmes Teufelswerk, ihre selbst verschuldete Besessenheit haben die Besessenen sich gemäss den Lehrmeinungen und religiösen Auffassungen kirchlicher Kreise schliesslich selber zuzuschreiben. Die Gründe der dämonischen Besessenheit sind diesen Kreisen klar. Stichworte: Sünde, Fegefeuer (Purgatorium), Gotteszweifel, Glaubensverfehlungen, Glaubensabfall, atheistische Gottlosigkeit, Blasphemie, Ketzerei, Häresie, sektiererischer Eifer, sexuelle Ausschweifungen, unsittliches Triebleben, Erbsünden, Dämonengläubigkeit, religiöser Eifer, religiöse Entartung, Gottesvergiftung. Diese Stichworte, die alle in einem wilden Durcheinander von religiösem Firlefanz umherwirbeln und entsprechenden Schaden anrichten, führen direkt hinein in den Dämonen- und Teufelsglauben, in Besessenheit und Exorzismus und machen vor nichts, vor nichts Halt. Möglich ist, dass auch völlig unschuldige Neugeborene gemäss kirchlicher Lehrmeinung von Dämonen besessen sein können! Dies ist der reine Wahnsinn! Ein kollektiver Wahnsinn!

Würde kann man den (angeblich) Besessenen nur dann zurückgeben, wenn man jeglichen Exorzismus verbietet. Der Exorzismus selbst ist das Diabolische. Der (Aber-)Glaube ist der Virusträger des Diabolischen, aus ihm kreiert sich der Teufel. Dieser symbolisiert den Kampf Gottes gegen das Böse auf der Welt. Aber Gott selbst kreierte einst Engel, die von ihm abfielen und sich gegen ihn stemmten.

Somit hat Gott den Teufel und die Dämonen selbst erschaffen und geduldet, in die Welt gesetzt und bringt sie nun – wie die Geister, die man rief – nicht mehr los.

Unter diesem Teufelsglauben leiden Menschen seit tausenden von Jahren. Sie wurden verhext, gefangen genommen, ausgefragt, in Verliesse gesteckt, gefoltert, gebrandmarkt, stigmatisiert, verurteilt, ersäuft und verbrannt.

Annex:
Die Teufelsaustreibung von Möttlingen
Um die Zeit der Geburt Friedrich Nietzsches (1844), des grossen Philosophen und Religionsaufklärers, ereignete sich ein Fall von Besessenheit, der zur damaligen Zeit Furore machte und weitum bekannt wurde. Er wird hier als Abschluss dieses Kapitels beigefügt. Es stellt sich vielleicht die Frage, weshalb ein solcher Sprung in der Zeitgeschichte – vom Rituale Romanun um 1614 zur Zeit der Geburt des grossen Philosophen Nietzsche – zulässig sein soll?

Das Problem ist, erstens, dass eine Psychiatriegeschichte sich nicht in Zeitabschnitten oder Zeitepochen darstellen lässt. Es ist ein Versuch wert, aber ein schwieriges Unterfangen. Zuviel greift auf Vergangenes zurück oder weist in die Zukunft. Und zweitens, der Exorzismus des Rituale Romanum aus dem Anfang des 17. Jahrhunderts hatte sich in zukünftige Jahrhunderte überlebt und bestimmte jetzt auch die Geschichte der Religion und des Wahnsinns des 19. Jahrhunderts und zeigte sich im Kampf zwischen Seelsorge und erster Irrenanstalt.

Das Verhältnis zwischen damaliger Seelsorge und Irrenanstalt ist auch das heikle Verhältnis zwischen religiöser Besessenheit und medizinischem Wahnsinn oder der Frage, ob psychisch kranke Menschen denn unter unter ‚religiöser Besessenheit' schmachten oder einem ‚geistigen Irresein' leiden. Irgendwann begann dieser Zuständigkeitskampf zwischen diesen Institutionen und er dauert im Grunde genommen noch heute an. Wer vertritt die Seele eines Menschen, wer dessen Psyche?

Die Kirche jedenfalls übergab ihre seelenkranken ‚besessenen' Schäfchen nur ungern in die Hände von Irrenanstalten, wenngleich sie dies zwar auch da und dort auch formell bestätigte. In Erinnerung gerufen sei die Frage der Triage und das Unvermögen der Institution Kirche, sich mit der Institution Irrenanstalt an einen Tisch zu setzen (und umgekehrt) um ihre jahrhundertealten Friktionen beizulegen. Wo liegt der Unterschied zwischen Seelsorge und Psychotherapie?

Psychiatrie entstand nicht von einem Tag auf den anderen. Die Frage der Behandlung resp. der Zuweisung (Kirche oder Irrenanstalt?) musste zuerst beantwortet werden. Immerhin, die Zeichen standen um 1840 günstig für neue medizin-psychiatrische Konzepte.

Es stellte sich die entscheidende Frage, was denn eigentlich Wahnsinn sei? Ist er dominale Besessenheit oder Krankheit von Körper und Geist? Wer soll dem Besessenen resp. dem Wahnsinnigen begegnen? Der Geistliche oder der Arzt?

Da gab es damals eine Institution, eine Art religiös geführtes Kurhaus für Geisteskranke, ein christliches Kur- und Heilzentrum, eine Gott nahestehende Seelsorgeeinrichtung für Trottel, Debile oder Dumme, Epileptiker, gesellschaftlich Gefallene, Kranke und Leidende mit seelischen und körperlichen Erkrankungen, eine Fürsorgeinstitution auch für Kinder. Dieses Kurhaus hiess Bad Boll, ein Königlich Württembergisches Bad für die Oberen Stände, wie es früher hiess. Es lag im Lande Baden-Württemberg, rund zehn Kilometer südlich von Göppingen.

Dasselbe Kurhaus, das frühere Schwefelbad Boll oder Heilstätte Bad Boll, jetzt auch Seelsorgezentrum genannt, ein ausgedehntes Gebäude mit insgesamt 129 Zimmern, kaufte 1848 ein berühmter, man kann auch sagen berüchtigter Theologe, Pietist, Handaufleger, Exorzist und Gründer einer Erweckungsbewegung namens Johann Christoph Blumhardt.

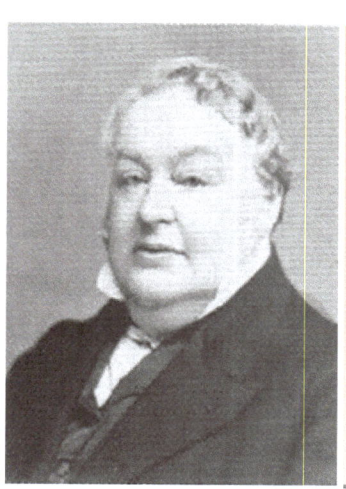

Johann Christoph Blumhardt
Schwäbischer Theologe, Missionslehrer in Basel, Pfarrer in Möttlingen, Begründer einer evangelische Erweckungsbewegung, Pietist und Wunderheiler, Handaufleger, Exorzist, Kirchenlieddichter.

Trieb 1843 Dämonen aus einer jungen Frau (Gottliebin Dittus) in Möttlingen aus. Die Heilung gelang bei ihr, ebenso bei ihren Geschwistern. Diese Heilungswunder führten zu einer grösseren Erweckungsbewegung.

Gründer des Seelorge- und Heilungszentrums Bad Boll, welches zu einem ‚protestantischen Lourdes' wurde.

Geboren: 16. Juli 1805, Stuttgart, Deutschland
Gestorben: 25. Februar 1880, Bad Boll, Deutschland.

Aus: Wikipedia

Aber seine Heilstätte durfte sich nicht als Irrenanstalt verstehen, wollte dies auch nicht, denn ansonsten wären sich die damalige bestehende Psychiatrie und er doch eher feindlich gegenüber gestanden. Er verstand sich auch nicht als Chefarzt einer Irrenanstalt, sondern als Hausvorstand resp. Hausvater einer grossen Gemeinde von Kranken und Leidenden. Er übte die Seelsorge in der Form von Gebeten und Predigten aus an Menschen mit Glaubenszweifeln, aber machte sich gleichzeitig die Aufgabe, Menschen mit seelischen und körperlichen Erkrankungen - auf seine Art und Weise - zu helfen. Dies jedoch niemals in einem psychotherapeutischen Sinne, sondern durch Predigt, Gebet, Handauflegung, Bibelgläubigkeit und Besuchen, während denen er keine enge Bindung zur Besessenen einging.

Mit diesem besonderen Misch-Masch an Funktionen und Zuständigkeiten seiner Institution ging er einer irrenärztlichen Kritik möglichst aus dem Weg und betonte - zumindest anfänglich -, dass ein längerer Aufenthalt von Geisteskranken in seiner Heilstätte nur in Ausnahmefällen gestattet sei und er keine Anstalt für Geisteskranke führe. Ansonsten waren damalige Irrenanstalten nämlich eher Einrichtungen für Langzeitpatienten. Sie waren noch reine Verwahranstalten.

Blumhardt nahm somit nur ‚angefochtene Menschen' in Bad Boll auf, ‚gedrückte Gemüther'. Gegebenenfalls dann aber doch für längere Zeit. Ein Hauptaufnahmekriterium jedoch war, dass diese Menschen in der Lage sein mussten, in seiner Heilstätte den Andachten und Gottesdiensten folgen zu können. Debile bis zu einem gewissen Grad konnten dies gewiss, wenn sie auch vielleicht von den Gottesdiensten nicht allzu viel verstanden. Eine gewisse Verwahrung blühte auch ihnen.

Blumhardt senior, wie später auch Blumhardt junior waren also darauf bedacht, sich nicht mit den Irrenärzten und den entsprechenden Stellen im Staate anzulegen, die darauf hätten ein Auge werfen und ihnen die Heilstätte verbieten können. Zu grossen Konflikten kam es daher innerhalb der nächsten 30 Jahre auch nicht. Bad Boll funktionierte als Seelsorgeeinrichtung mit Betonung auf der Kur der Seele und nicht der Psyche. Diese Unterscheidung war wichtig.

Schliesslich konnte man psychologische Phänomene je nach disziplinärer Schablone aus verschiedenen Blickwinkeln betrachten und demzufolge verschieden diagnostizieren und therapieren. Je nachdem, ob man das Objekt des Interesses als Träger einer Seele oder eben als Träger einer Psyche betrachtete.

Die Religion und die Theologie schrieb damals noch viele **seelischen Phänomene** resp. Symptome der geistigen Besessenheit zu, nicht nur im charismatischen Umfeld, sondern durchaus auch in den Landeskirchen und vielerorts noch innerhalb des Pietismus. Aber die medizinische Wissenschaft, zu der sich bereits damals, in ihren ersten Anfängen die Psychiatrie zählte, schrieb die **psychologischen Phänomene** eher psychiatrischen Diagnosen und Krankheitsbildern zu, was einen entscheidenden Einfluss hatte auf die Behandlung.

Blumhardt als Geistlicher (Pfarrer, Theologe, Pietist) sah in den seelischen Symptomen der Geisteskrankheit eben mit Beliebtheit noch immer das Wirken von göttlichen und insbesondere von dämonischen Kräften, welche seiner Meinung nach durch bekannte religiöse Einwirkungskräfte, Gebete, Rituale und durch Handauflegen beeinflusst werden konnten.

Die Irrenanstalten hingegen, hier jedoch für einmal nicht als moderne, wirkungsvolle oder humane Betriebe dargestellt, wandten damals vorwiegend bestrafende und brachiale Therapiekonzepte an, die beispielsweise auf der therapeutischen Wirkung des Schockes beruhten und daher weniger mit Handauflegen, sondern eher mit Handanlegen zu tun hatten.

Beide Disziplinen, die religiöse wie die wissenschaftliche, beäugten sich gegenseitig argwöhnisch und es kam manchmal auch zu Konflikten, denen Blumhardt aber eben möglichst aus dem Wege ging. Seine Schwefelbadheilstätte und die Irrenanstalten lagen also im Grundsatz in einem Clinch, waren in einer Konkurrenzsituation.

Blumhardt war insbesondere bereits gebrandmarkt durch seine in den Jahren 1841 bis Ende 1843 erfolgten und weitum bekannte Teufelsaustreibungen an mehreren Personen in Möttlingen, einem sonst idyllischen, kleinen 500-Seelen-Dorf. Die Übernahme von Bad Boll lag damals noch in der Zukunft. In der Hauptsache ging es um eine 26 jährige junge Frau namens Gottliebin Dittus (1815 – 1872) und etwas nebenbei auch um ihre Schwester und einen halb blinden Bruder.

Die junge Frau mit dem Vornamen Gottliebin war angeblich besessen von Dämonen. Blumhardt schritt ein, therapierte die junge Frau durch Gebet, Handauflegung und Bibel- und Glaubensfestigkeit. Die vermeintlich besessene Gottliebin wohnte damals noch in Möttlingen, ärmlich und als Waise zusammen mit Geschwistern in einem offenbar dämonisch vorbelasteten Haus und wurde schwer von Geistern und dem Teufel heimgesucht und körperlich geplagt.

Bad Boll in diesem Zusammenhang der Geschichte voranzustellen erlaubt sich nur, weil diese junge Frau später, geheilt und geläutert durch Blumhardt, von diesem in seiner Einrichtung und in seinem Privathaushalt als tüchtige Kraft angestellt wurde und er selbst durch die heilungsvollen Handauflegungen, dem heroischen Kampf gegen Dämonen, Geister und dem Teufel, also durch seine jahrelange, intensive Teufelsaustreibung im Lande berühmt und berüchtigt wurde.

Es geschah nämlich, dass seine Teufelsaustreibungen in der Gegend Furore machten und weit herum bekannt wurden. Die Leute erstaunten sich über die **Wunderheilungen** Blumhardts und besuchten den Ort des Geschehens und den erfolgreichen Teufelsaustreiber Blumhardt in seiner Pfarreistelle in Möttlingen. Diesem kam das alles gelegen.

Alsbald kam die Wunderheilung auch dem Konsistorium resp. der obersten königlich württembergischen Kirchen- und Verwaltungsbehörde der protestantischen Landeskirche in Stuttgart zu Ohren und das Charisma, das Blumhardt in weiten Teilen der Bevölkerung genoss, weckte bald gewisse Ängste und Befürchtungen. Daher verlangte das Konsistorium von Blumhardt Aufklärung über die Ereignisse in Möttlingen und Blumhardt schickte einen ausführlichen Bericht (in der Eigenschaft einer vertraulichen Mitteilung) über den Fall.

Allerdings eben als vertrauliche Mitteilung und nicht zur Veröffentlichung bestimmt, abgefasst quasi als Krankengeschichte der G. D. Aber seine vertrauliche Mitteilung gelangte - wie auch immer - bald als Aufsatz an die Öffentlichkeit und wurde sogleich mehrfach abgeschrieben und als Heftchen in Umlauf gebracht. Blumhardt's Wille mochte das nicht gewesen sein, genau weiss man das nicht.

Es liegt nicht an, die beschriebene Teufelsaustreibung hier gesamthaft anzufügen, es sollen einige Auszüge genügen, die dem Aufsatz entnommen sind. Aber die Schrift ist im Buchhandel und in Antiquariaten noch immer erhältlich, wie weitere Werke von oder über Blumhardt.

Er schrieb: *,Genannt G. D. ist ledig, ohne Vermögen, 28 Jahre alt, und bewohnt seit 4 Jahren gemeinschaftlich mit drei gleichfalls ledigen Geschwistern, unter welchen ein halb blinder Bruder, sämtliche älter als sie, ein geringes Parterre-Logis in Möttlingen.'*

Gottliebin Dittus war früher unter geistlicher Obhut eines Pfarrer Dr. Barth, jetzt in Calw wohnhaft und erhielt trotz minder gut bestellter Schule von ihm gute Kenntnisse und Unterricht. Er brachte ihr eine gute christliche Unterlage in ihr Herz.

,Nach der Schulzeit hatte sie wohl auch anfangs Hang zur Welt, stand aber stets in unbescholtenem Rufe. Sie diente an verschiedenen Orten und steht noch jetzt in ihren Diensthäusern, namentlich in Weil der Stadt, wo sie acht Jahre war, um ihrer bewiesenen Treue willen im besten Andenken.

Durch eine eigentümliche Krankheit, die Nierenkrankheit, die sie in den Jahren 1836-1838, gerade vor meiner Anstellung allhier, die im Juli 1838 erfolgte, durchmachte, und bei welcher durch die Verwendung des Pfarrers Dr. Barth und des Vikars Stotz viele und angesehene Ärzte sich an ihr versuchten, wurde ihr Christensinn entschiedener und ernster. Sie blieb seitdem hier und führte mit ihren Geschwistern ein stilles, zurückgezogenes Leben, um ihrer gediegenen christlichen Erkenntnis willen geachtet und geliebt.

Es blieben ihr von der Krankheit manche körperliche Gebrechen, die meist Bezug auf den Unterleib hatten, dass sie z. B. das Wasser nie ohne ein vom Arzt erhaltenes Instrument lösen konnte, neben dem, dass sie infolge der Krankheit einen kürzeren Fuss, eine hohe Seite, Magenübel usw. behielt.'

Im Februar des Jahres 1840 dann zog die Gottliebin ins besagte Logis ein - so Blumhardt in seinem gegen seinen Willen veröffentlichten Bericht an das Konsistorium - und glaubte eine eigentümliche Einwirkung auf sich zu verspüren. Es kam ihr so vor, als hörte sie manches Unheimliche im Haus, welche auch ihre Geschwister hörten. Als sie am ersten Tage zu Tisch betete, bekam sie einen epileptischen Anfall, während dem sie bewusstlos zu Boden fiel.

Im Hause, so Blumhardt, hörte man ein häufig wiederkehrendes, bisweilen über die gesamte Nacht fortdauerndes Gepolter und Geschlürfe in der Kammer, wie auch in der Stube und Küche. Die armen Geschwister waren oft verängstigt und auch die oberen Hausleute (im oberen Stockwerk) wurden durch dieses Gepolter beunruhigt, trauten sich aber auch nicht, darüber etwas kund zu tun.

Gottliebin wurden nachts gewaltsam die Hände übereinander gelegt und sah Gestalten und Lichter. Blumhardt führte dies zur Meinung, dass die Besitzungen (die Besessenheit A.d.A.) bereits damals ihren Anfang genommen hätten. Zudem sei die Gottliebin in ihrem Benehmen widerlich und unerklärlich geworden und habe eine zurückstossende Art entwickelt, die vielen Leuten missfiel. Lange verschwieg die geplagte Frau mitsamt ihren Geschwistern diese diabolischen Phänomene.

Aber ab dem Herbst 1841 sei dann die Gottliebin nach immer heftigeren Anfechtungen und Plagen zu Blumhardt ins Pfarrhaus gekommen, wobei er sie anfänglich nicht verstand, weil sie nur in allgemeinen Mitteilungen von ihren Anfechtungen berichtet habe. Im Dezember gleichen Jahres litt sie an einer Gesichtsrose (Gürtelrose, viraler Infekt A.d.a.), die bis im Februar des Jahres 1842 dauerte und war gemäss Blumhardts Einschätzung damals sehr krank.

Er wollte sie während dieser ernsten Krankheit jedoch nicht besuchen, weil sie sich schlecht benahm, ja abstossend wirkte, indem sie ihm nicht in die Augen sah, sondern zur Seite blickte, auch den Gruss nicht erwiderte und wenn er betete, sie ihre vorher gefalteten Hände wieder auseinander legte und seinen Worten keine Aufmerksamkeit schenkte. Von Ärzten erhielt sie jedoch Behandlung, aber nur für die Gesichtsrose, die dazu führte, dass sie wieder gesundete.

Dann ab Frühjahr 1842 erfuhr Blumhardt Näheres vom Spuk im Hause und zwar durch Verwandte von Gottliebin. Inzwischen habe die Nachbarschaft das Poltern auch vernommen und Gottliebin gewahrte mehrmals die Geistgestalt einer zwei Jahren vorher verstorbenen Frau, einem Weib, mit einem verstorbenen Kind auf den Armen. Es entzieht sich heute der Kenntnis, wie der Tod des Kindes bei der toten Geistgestalt festgestellt werden konnte.

Diese Geistgestalt, so erzählte sie Blumhardt, stehe immer auf einer bestimmten Stelle vor ihrem Bett. Auch den Namen wusste Gottliebin dem Pfarrer heimlich zu sagen. Woher sie ihn wusste, wird im Aufsatz nicht berichtet. Die Gestalt sei immer an derselben Stelle gestanden und habe gesagt: ‚Ich will eben Ruhe haben' oder ‚Gib mir ein Papier, so komme ich nicht wieder'.

Blumhardt riet von weiteren Gesprächen mit dieser Geistgestalt ab, riet Gottliebin, sich nicht weiter mit der Gestalt einzulassen. Eine dem Blumhardt bekannte Frau anerbot sich, bei de Gottliebin im selben Raum zu übernachten, aber auch diese hörte das Gepolter und schliesslich gewahrten beide einen Lichtschimmer, unter einem Brett bei der Türschwelle ein russiges Papierstück.

Daneben fanden sie etliche Geldstücke, einen Krontaler und einige Sechsbätzer, in Papiere eingewickelt und voller Russ. Die Papiere schienen Geheimrezepte zu enthalten. Das Gepolter hörte dann eine Weile auf, begann aber wieder und ein flackerndes Licht am Boden zeigte allerlei Dinge, die da vergraben waren. Eine Schachtel voll mir Kreide, Salz und Knochen und auch erneut viereckige Papierchen, darin geheimnisvolle Pulver eingewickelt waren. Erneut fand man weitere Sechsbätzer.

Diese Pülverchen wurden später vom Oberamtsarzt und von einer Calwer Apotheke chemisch untersucht, ohne besonderen Befund. Blumhardt verbrannte alle Gegenstände, ausser dem Geld.

Bald nahm aber das Gepolter derart überhand, tagsüber wie nachts, dass alle Menschen, die zufällig vorüber gingen, erschreckt wurden. Besonders laut wurde es, wenn Gottliebin sich im Hause befand. Nun übernachtete ein Arzt zweimal bei ihr, zusammen mit anderen Anwesenden. Diese Personen erstaunten sich sehr, so dass die Sache zu einem Ortsgespräch wurde.

Blumhardt entschloss sich mit einem Schultheiss (Bürgermeister) und weiteren 6 Personen, darunter auch Gemeinderäte, das Spukhaus über die Nacht vom 3. Juni 1842 zu untersuchen. Sie trafen sich spätabends und sogleich, als Blumhardt eintraf, kamen ihm zwei gewaltige Schlagtöne aus der Kammer entgegen, in der sich Gottliebin befand. Dann hörte man weiter Töne, Schläge, Klopfen aus der Bettkammer, wie die Gottliebin angezogen lag. Alle an der Observation Beteiligten hörten die Geräusche und als Blumhardt mit einem geistlichen Liedvers zu singen begann, mündete alles in einem Tumult.

Innerhalb dreier Stunden seien ungefähr 25 heftige Schläge erfolgt, dass der Stuhl durch die Erschütterung aufgesprungen sei, zudem klirrten die Fenster und von der Decke viel Sand.

Ortsbewohner seien an das Neujahrsschiessen erinnert worden.

Da wurde es Blumhardt zu viel und nachdem ihn die Gottliebin fragte, ob sie mit der Gestalt wieder kommunizieren dürfe, die sie bereit heranschlürfen gehört habe, schlug er ihr dieses Ansinnen rundweg ab. Ihm war die nächtliche Untersuchung offenbar selbst zu viel geworden und er wollte es nicht darauf ankommen lassen, dass so viele Personen dieses Unerklärliche sehen sollten. Blumhardt liess seine Untersuchung abrupt beenden, sorgte jedoch noch dafür, dass Gottliebin einem anderen Schlafgemach zugeführt wurde.

Dort habe übrigens der Spuk seinen weiteren Verlauf ebenfalls genommen.

Der halb blinde Bruder von Gottliebin, der im Hause blieb, wollte nach ihrem Abschied noch so manches gehört und gesehen haben. Merkwürdig sei Blumhardt gewesen, dass gerade in dieser Nacht der Untersuchung, die Unruhe sich derart gesteigert habe.

Am nächsten Tage erschien Gottliebin bei Blumhardt zum Gottesdienst, aber bereits nach einer halben Stunde, nachdem dieser beendet worden war, entstand ein grosser Tumult vor ihrem Hause und man berichtete, dass Gottliebin ohnmächtig im Bette lag. Viele Menschen sammelten sich in der Kammer um die Ohnmächtige, selbst ein Arzt war zufällig zugegen, schüttelte jedoch nur den Kopf und ging wieder weg. Als Gottliebin aus ihrer Bewusstlosigkeit wieder aufwachte, erzählte sie Blumhardt, dass sie wieder diese Gestalt mit dem toten Kind in den Armen gesehen habe und darauf das Bewusstsein verloren haben musste.

Am selben Nachmittage kamen dann Bauleute und untersuchten die Stelle, an der die lauten Schläge entstanden waren. Sie sahen dort ein Flämmchen aufflackern und die Leute fuhren erschreckt zurück. Wieder fand man Papier, Pülverchen und Geldstücke, diesmal auch einen **Topf mit Gebeinchen.** Offenbar hatte die Gestalt mit dem toten Kinde auf dem Arme die Sage verbreitet, sie sei eine Kindsmörderin gewesen. Der Totengräber, der auch zugegen war, wollte dann die Gebeine, an denen noch Fleisch hing, als Kinderbeinchen erkennen.

Blumhardt klaubte alles zusammen und ging mit dem Schultheissen unverzüglich zum Oberamtsarzt von Calw, übergab ihm die Gebeine, erklärte diese. Doch der Arzt meinte nur, dass es sich hier um Vogelbeine handeln würde.

Blumhardt stellte immerhin fest, dass hier **Schwarzkunst** versucht worden sei, denn besonders Rabenbeine würden zu diesem Zwecke vom Volk gerne verwendet.

Gottliebin blieb von nun an das gesamte Jahr in ihrer neuen Logis und zog offenbar erst in der Mitte des nächsten Jahres wieder in ihre alte Logis ins Parterre zurück. Am anderen Ort wurde auch Spuk oder dergleichen festgestellt.

Blumhardt berichtete in seinem Aufsatz an das Oberkonsistorium weiter: ‚*Besonderes Grauen hatte ich vor Erscheinungen des **Somnambulismus** (Schlafwandel, Mondsüchtigkeit A.d.A.), die so häufig ärgerliches Aufsehen erregen und so wenig Gutes bisher geschafft haben; und da immerhin ein geheimnisvolles und gefährliches Feld sich hier eröffnete, so konnte ich nicht umhin, in meinen einsamen Gebeten die Sache dem Herrn zu befehlen, ihn bittend, doch ja vor allen Torheiten und Verirrungen, in welche man verwickelt zu werden versucht sein könnte, mich und andere zu bewahren. Als sich die Sache ernstlicher entwickelte, hielt ich besondere Gebete und Besprechungen auf meinem Zimmer mit dem Schultheissen und Mose; und ich kann wohl sagen, dass hierdurch ein nüchterner Sinn unter uns erhalten wurde, der allein ein glückliches Ende uns versprechen konnte. Es vergingen indes mehrere Wochen, ehe das Geschrei in der Umgegend sich verlor; und viele Fremde kamen, das Haus zu besuchen.'*

Aber die Spukgeschichte machte inzwischen weiter die Runde und es kamen immer öfter Leute, die wollten im Hause übernachten, um sich von der Wahrheit des Erzählten zu überzeugen. Aber das Spukhaus wurde sorgfältig verwahrt und dies konnte auch dank des Dorfschützen geschehen, der gleich gegenüber dem

Hause wohnte. Blumhardt wies einmal auch drei katholische Geistliche weg, die in der Stube einige Stunden in der Nacht verbringen wollten.

Allmählich wurde es stiller um die Sache, das Gepolter hörte aber erst am Anfang des Jahres 1844 auf und war namentlich an den monatlichen Buss- und Bettagen besonders heftig. Es wurden jedoch noch immer Gestalten wahrgenommen sowie Lichtlein, aber Blumhardt meinte im Bericht, dass er das dahingestellt sein lasse, da er selbst es niemals gesehen habe.

Die Gottliebin war an einem anderen Ort untergebracht. Allerdings ereignete sich auch dort Erstaunliches. Immer dann, wenn man dort Gepolter hörte, würde die Gottliebin in heftige Konvulsionen verfallen und bewusstlos aufs Bett zurücksinken. Einmal habe sie am Leib gezittert ‚und jeder Muskel am Kopfe und an den Armen war in glühender Bewegung, wiewohl sonst starr und steif. Dabei floss häufig Schaum aus dem Munde. So lag sie schon mehrere Stunden da, und der Arzt, der nichts Ähnliches je erfahren hatte, schien ratlos zu sein. Doch erwachte sie plötzlich, konnte sich aufrichten, Wasser trinken; und kaum mochte man es glauben, dass sie die nämliche Person wäre. So ging es noch einige Tage fort. An einem Sonntagabend kam ich wieder zu ihr, als mehrere Freundinnen anwesend waren, und sah schweigend den schrecklichen Konvulsionen zu. Ich setzte mich etwas entfernt nieder. Sie verdrehte die Arme, beugte den Kopf seitwärts und krümmte den Leib hoch empor, und Schaum floss abermals aus dem Munde. Mir war es klar geworden, dass etwas Dämonisches hier im Spiele sei, nach den bisherigen Vorgängen; und ich empfand es schmerzlich, dass in einer so schauderhaften Sache so gar kein Mittel und Rat solle zu finden sein. Unter diesen Gedanken erfasste mich eine Art Ingrimm; ich sprang vor, ergriff ihre starren Hände, zog ihre Finger gewaltsam wie zum Beten, zusammen, rief ihr in ihrem bewusstlosen Zustande ihren Namen laut ins Ohr und sagte: "Lege die Hände zusammen und bete: ‚Herr Jesu, hilf mir!' Wir haben lange genug gesehen, was der Teufel tut; nun wollen wir auch sehen, was Jesus vermag." Nach wenigen Augenblicken erwachte sie, sprach die betenden Worte nach, und alle Krämpfe hörten auf, zum grossen Erstaunen der Anwesenden.

Dies war der entscheidende Zeitpunkt, der mich mit unwiderstehlicher Gewalt in die Tätigkeit für die Sache hineinwarf'.

Blumhardt begann seine Teufelsaustreibung. Er glaubte sich in der Gewissheit, dass seine Interventionen offenbar fruchteten und der Gottliebin gut tun würden. Die von ihm beschriebenen Symptome gleichen einem epileptischen Anfallsgeschehen mit diesen Starrheiten und Konvulsionen und dem Schaum vor dem Mund. Blumhardt selbst benannte sie in seinem Bericht als ‚Anfälle', wenn es doch darin heisst:

‚Sie hatte nun die übrige Nacht und den ganzen folgenden Tag Ruhe, bis wieder gegen 9 Uhr abends die **Anfälle** sich wiederholten. Ich verweilte abermals, diesmal, wie später fast immer, mit dem Schultheissen und Mose Stanger etliche Stunden bei ihr, wobei bereits sich zu

Erkennen gab, dass sich etwas Feindseliges aus ihr gegen mich richtete. Sie bekam grell geöffnete Augen, eine grässliche Miene, die nichts als Zorn und Wut aussprach, ballte die Hände und machte gegen mich drohende Bewegungen. Sie hielt dann wieder die offenen Hände mir dicht vor die Augen, als wollte sie mir rasch beide Augen ausreissen usf. Ich blieb bei alle dem fest und unbeweglich, betete in kurzen Worten meist nach biblischen Stellen und achtete keine Drohungen, die auch so erfolglos waren, dass sie niemals, auch wenn sie noch so drohend auf mich zufuhr, mich auch nur berührte.

Jetzt entwickelte sich in der Gottliebin eine Aversion gegen die Anwesenheit des Pfarrers Blumhardt, brach in Zorn und Wut gegen ihn aus, ballte die Fäuste und machte drohende Bewegungen gegen ihn. Es war so, als breche ein Zweikampf zwischen ihnen aus.

Blumhardt diabolisierte den Bericht. Er beschrieb, wie ,es' plötzlich in sie fuhr. Sofort sprach er Worte als Gebet und erwähnte dabei den Namen Jesus. Da rollte sie, gemäss seinem Bericht, sofort die Augen, schlug die Hände auseinander und eine unheimliche Stimme liess sich hören, die Blumhardt nicht als die ihre erkennen wollte, sondern wegen ihres Klanges und Ausdrucks als eine fremde Stimme. (Fremde Stimme, nicht fremde Sprache. A.d.A.)

Nicht die Gottliebin rief, sondern ,es' rief: *,Den Namen kann ich nicht hören!'* Alle Anwesenden schauderten zusammen. Hier wechselt Blumhardt schlau die Person der Gottliebin zu einem diabolischen ,ES', so dass er nicht berichten musste, sie selber habe geredet, sondern man habe eine Stimme reden gehört. Ein geschickter sprachlicher Trick, ein Versuch, die Oberbehörde von der dämonischen Besessenheit der Gottliebin zu überzeugen.

Blumhardt war fest im Modus des Teufelaustreibers und er kommunizierte von diesem Zeitpunkt an nicht mehr mit der Gottliebin, sondern durch sie mit dem fremden Wesen in ihr. Noch vor einiger Zeit empfahl er ihr, nicht mit ihren Gestalten zu reden, aber wollte er Verbindung zu ihnen, insbesondere zur Gestalt der Frau mit dem toten Kind auf den Armen.

Zitat: *'Ich hatte noch nie etwas der Art gehört und wandte mich in der Stille zu Gott, er möge mir Weisheit und Vorsicht schenken und namentlich vor unzeitiger Neugier mich bewahren. Endlich wagte ich etliche Fragen, mit dem bestimmten Vorsatz, mich nur auf das Notwendigste zu beschränken, und auf meine Empfindung zu merken, wenn es etwa zu viel wäre, zunächst mit Bezug auf jenes Weib, etwa so: ,Hast du denn keine Ruhe im Grab?' – ,Nein.' – ,Warum nicht?' – ,Das ist meiner Taten Lohn.' – ,Hast du denn', fuhr ich fort, nur still voraussetzend, dass es jene Person sei, ,mir nicht alle Sünden gestanden?' –*
,Nein, ich habe zwei Kinder gemordet und im Acker begraben.' – ,,Weisst du denn jetzt keine Hilfe mehr? Kannst du nicht beten?" – ,Beten kann ich nicht.' –,,Kennst du denn Jesum nicht,

der Sünden vergibt?" – ,Den Namen kann ich nicht hören.' – „Bist du allein?" – ,Nein!' – „Wer ist denn bei dir?" Die Stimme antwortete zögernd, zuletzt rasch herausfahrend: ,Der Allerärgste.'

So ging das Gespräch noch eine Weile fort, und die Redende klagte sich auch der Zauberei an, um deren willen sie des Teufels Gebundene sei. Schon siebenmal, sagte sie, sei sie ausgefahren, jetzt gehe sie nicht mehr. Ich fragte sie, ob ich für sie beten dürfe, was sie erst nach einigem Bedenken gestattete, und gab ihr endlich zu verstehen, dass sie im Leibe der Gottliebin nicht bleiben könne und dürfe. Sie schien wehmütig zu flehen, dann wieder trotzig zu werden; ich aber gebot ihr mit ernster Stimme, auszufahren, jedoch nicht im Namen Jesu, was ich lange nicht wagte, worauf sich schnell die Szene änderte, indem Gottliebin die Hände stark aufs Bett niederschlug, womit die Besitzung vorüber zu sein schien.'

Blumhardt kehrte offenbar an etlichen Tagen bei der Gottliebin ein, wollte aber kein Gespräch mehr mit dem Dämon. Es ereignete sich jedoch, so sein Bericht an das Konsistorium, dass offenbar mehrere Dämonen ausfahren würden, zuerst nur 3, dann 7 und schliesslich 14 an der Zahl. Ausser ihm bekämen jeweils der Schultheiss und andere Anwesende Stösse und Faustschläge zu spüren, nur er als Pfarrer bleibe verschont.

Diese Faustschläge und Stösse wären interessant gewesen zu verbürgen. Immerhin hätten die Genannten den Bericht ans Konsistorium mit unterzeichnen können, quasi als Beglaubigungen. Oder das Konsistorium hätte sie zu sich laden und eingehend befragen können. Allein, solches ist weder so noch so offenbar je geschehen. Bei der enormen Wichtigkeit des Behaupteten sicherlich eine seltsam anmutende Unterlassung.

Die Gottliebin schien sich bei diesen Sitzungen heftig selbst zu schlagen, wollte sich selber verletzen, raufte sich die Haare, zerschlug sich die Brust (die Brüste?), warf den Kopf an die Wand. Man hatte sie zu beruhigen versuchen müssen und sich von ihren Selbstverletzungen zu schützen. Was gegen ihre Autoaggressionen unternommen wurde, lässt sich nicht nachlesen.

Dieser Schutz vor Autoaggression ist sicherlich auch bei einer heutigen Austreibung zu berücksichtigen und zu gewährleisten, denn man darf sich einen grossen Exorzismus nicht nur als lieblichen und wohlfeilen Akt vorstellen.

Damit geriet Blumhardt kurz selber ins Sperrfeuer, als ihm alle Freunde rieten, von seinem Tun abzulassen resp. ,zurückzutreten'. Möglicherweise sahen sie in seinem Handeln ein grosses Übertreiben und einen unguten Eifer oder hatten Angst um seine Reputation innerhalb der Gemeinde. Es könnte sein, dass sie für Blumhardt eine gewisse Gefahr sich anbahnen sahen, womöglich, weil er sich in seinen Exorzismus verrennen könnte.

Aber Blumhardt gab keineswegs auf und exorzierte weiter. Eine Begründung für sein insistierendes Verhalten könnte man den nachfolgenden Zeilen entnehmen, worin es heisst:

,Zudem schämte ich mich vor mir selbst und meinem Heilande, zu dem ich so viel betete, und dem ich so viel vertraute, und der mir drunter hinein so viel Beweise seiner Hilfe gab – ich gestehe es offen –, dem Teufel nachzugeben.

Wer ist der Herr? musste ich mich oft fragen, und mit Vertrauen auf den, der Herr ist, hiess es in mir immer wieder: **Vorwärts!** Es muss zu einem guten Ziele führen, wenn es auch in die tiefste Tiefe hinuntergeht, es sei denn, dass es nicht wahr wäre, dass Jesus der Schlange den Kopf zertreten habe.'

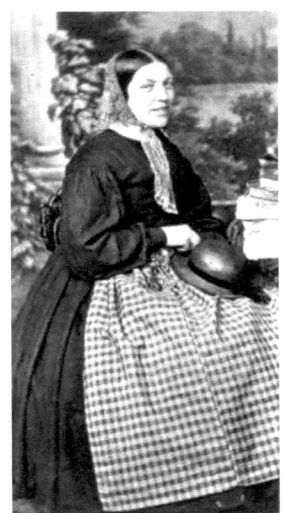

So kam es, dass sich die Zahl der Dämonen (nach diesen letzten 14) massiv steigerte, zuerst auf 175, dann auf 425.

,Eine nähere Beschreibung von den einzelnen Auftritten kann ich nicht mehr geben, da alles zu schnell und zu mannigfaltig aufeinander folgte, als dass ich Einzelheiten sicher im Gedächtnis behalten konnte. Nach dem letzten dieser Kämpfe trat auf etliche Tage Ruhe ein. Doch drängten sich des Nachts viele Gestalten um das Bett der Person, nach ihrer Aussage; und auch ihre Wärterin wollte um jene Zeit etliche Gestalten erblickt haben. Auch geschah es, dass sie sich in einer Nacht im Schlafe plötzlich von einer brennenden Hand am Hals gefasst fühlte, welche alsbald grosse Brandwunden zurückliess'

Jetzt erblickte, so Blumhardt, auch die Wärterin Gestalten am Bette der Gottliebin.

Gottliebin Dittus verh. Brodersen (1815-1872) aus: Blumhardt-Archiv, LKAS

Die Brandwunden waren sichtbar als gefüllte Blasen, die vom Arzt am folgenden Tage untersucht wurden. Er wunderte sich über ihre Ursache. Die Verwundung wurde erst einige Wochen später wieder heil.

Blumhardt verfasst auch folgenden Text im Bericht, worin er Auskunft über seine Tätigkeit gab:

‚Die schwerste Nacht hatte ich vor dem 25. Juli 1842. Ich kämpfte von abends 8 Uhr bis morgens 4 Uhr, ohne befriedigt fertig zu sein, wie sonst noch nie. Ich musste sie verlassen, weil ich eine Fahrt zum Kinderfest nach Korntal bestellt hatte. Als ich spät abends wieder zurückkam, hiess es, sie sei in völligem Delirium und nun als fast ganz wahnsinnig zu betrachten. Wer sie sah, jammerte; sie zerschlug sich die Brust, raufte sich die Haare aus, krümmte sich wie ein Wurm und schien eine völlig verlorene Person zu sein.‘

Aber Blumhardt kehrte immer wieder zur Gottliebin zurück und fuhr mit den Austreibungen fort. Diese lag oft wie tot da und einige Anwesenden meinten denn auch, dass sie gestorben sei. Aber dann öffnete sie ihren Mund, unter heftigen Zuckungen des Oberleibes, als wolle sie etwas ausspucken (den Spuk ausspucken) und wirklich traten immer mehr Dämonen aus ihr aus.

Die Austretungen geschahen partienweise, je 14 oder 28 an der Zahl oder je 12. Immer mehr Dämonen verliessen sie und es schien Blumhardt, als gingen diese bald in die Tausende. Ohne Worte, weder von Blumhardt, noch von den Dämonen. Irgendwann hörten die Ausfahrungen auf. Gottliebin schien genesen und befreit.

Irgendwann beichtete sie Blumhardt, dass sie bereits von zwei Jahren von bösen Geistern geplagt worden sei und zwar jeweils am Mittwoch und Freitag. Sie habe grosse Schmerzen gelitten und es sei zu Blutungen an ihrem Körper gekommen.

Blumhardt erschrak darob heftig. In seinem Bericht erwähnte er, dass er solches nur in *‚Vampyr-Märchen‘* gehört oder in Erzählungen von fantastischen Dichtern gelesen habe. Zudem habe er von allerlei Sagen, die unter dem Volke im Gange sind, in denen bisweilen Kinder solchen Plagen ausgesetzt sind, die man den sogenannt bösen Leuten, d. h. Hexen zuschreibt.

Blumhardt kehrte in sich ein, angesichts der ihm in den Sinn kommenden Volksmärchen und dachte bei sich: *‚Jetzt bist du fertig, jetzt geht‘s in die Zauberei und Hexerei hinein; und was willst du gegen diese machen?‘*

Offenbar hatte er Gewissensbisse und ob da sein Exorzismus nicht selbst in die Ecke der Hexerei und Zauberei falle, in die Welt der Märchen und des schnöden Volksglaubens. Er selbst als Person und Pfarrer war damals nahe dem Aberglauben, stellte er sich doch die Frage, ob man der Gottliebin Hilfe zugedeihen lassen könnte, indem man Leute rufe (ob es nicht Leute gebe), denen man geheimnissvolle Künste zur Abwehr von allerlei dämonischen Übeln zuschrieb und ob der Einsatz von ‚sympathetischen Mitteln' (Mittel mit geheimnisvoller Wirkung) nicht gerechtfertigt sei und bei der Befreiung der Gottliebin überlegt werden solle.

Er fragte sich nämlich: ‚Sollte ich etwa nach dergleichen Dingen mich umsehen?'

Aber dann fragte er direkt die Dämonen, die noch in der Gottliebin waren, insbesondere jene weibliche Geistgestalt mit dem toten Kind auf dem Arm. Diese fragte er um Rat und ob er solche Zaubermittel anwenden solle. Sie erwähnte in ihrer Antwort zuerst, dass sie lieber des Heilands und nicht des Teufels sein wolle.

‚Dann sagte sie, wie viel durch die bisherigen Kämpfe in der Geisterwelt verändert worden sei. Mein Glück aber sei das gewesen, dass ich ganz allein beim Worte Gottes und dem Gebet geblieben sei. **Wenn ich etwas anderes als das versucht und etwa zu geheimnisvoll wirkenden Mitteln meine Zuflucht genommen hätte**, wie sie vielseitig unter den Leuten üblich seien, und auf welche es die Dämonen bei mir angelegt hätten, so **wäre ich verloren gewesen**. Das sagte sie mit bedeutungsvoll aufgehobenem Finger und mit den Worten schliessend: „Das war ein fürchterlicher Kampf, den Sie unternommen haben!"'

Dann flehte die Kindsmörderin, die durch die Gottliebin sprach, Blumhardt möge für sie beten. Diese Kindsmördern, die übrigens Blumhardt im Leben gut gekannt haben musste, verlangte dann von ihm, dass sie in der Gottliebin verbleiben dürfe, was Blumhardt jedoch klar ausschlug. Sie fragte weiter, ob sie dann vielleicht in die Kirche gehen könne. Blumhardt willigte ein unter der Bedingung, dass sie sich dort nicht zeige, niemanden störe und dass es Jesus bewillige. Der Geist der Kindsmörderin erklärte dann noch, in welche Ecke sie in der Kirche sein wolle und fuhr dann aus.

Ein weiterer Geist wollte angeblich ins Haus von Blumhardt wechseln, mit Einwilligung von Jesus selbstverständlich, wobei Blumhardt auch dies gestattete, obschon er an sein Weib und seine Kinder dachte. Dann rief es aber aus der Gottliebin heraus: ‚Nicht unter Dach. Gott ist ein Richter der Witwen und Waisen!'

Da es diesem Dämon oder Geiste es nicht gestattet worden war, im Hause von Blumhardt und seiner Familie zu leben, geht der Bericht so weiter: ‚Der Geist fing wieder nach dem Ansehen an zu weinen und bat, wenigstens in meinen Garten gehen zu dürfen, was ihm jetzt gestattet zu werden schien. Es war, als ob einst durch seine Schuld Waisen um ihr Obdach gekommen wären. – So dauerte es längere Zeit fort; und wem ein Ruheort gegeben war, der kehrte nicht wieder. Viele gaben sich zu erkennen, indem sie förmlich ihren Namen sagten, was namentlich die taten, die seit meiner Amtsführung hier gestorben waren. Andere nannten den Ort, wo sie her wären, oft Hunderte von Stunden entfernt. Selbst aus Amerika wollen etliche gekommen sein. Ich liess es dahingestellt sein, wie weit ich alles für Wahrheit zu nehmen hätte, und war froh, ihrer nur los zu werden.'

Blumhardt kannte also etwelche Dämonen namentlich aus der Zeit ihres Lebens, die seit der Amtsführung Blumhardts gestorben waren. Namen jedoch werden im Bericht ans Konsistorium nicht aufgeführt. Selbst Dämonen aus Amerika fuhren gemäss Blumhardt in die Gottliebin. Aber ihm war es egal, woher sie alle kamen, Hauptsache, er resp. die Gottliebin war ihrer los.

Blumhardt geht in seinem Bericht auf die Zeit ein, in der man damals lebte, auf Abgötterei, die betrieben werde, dass diese die evangelische Christenheit durchfressen habe, also in Sünde und Abgötterei, die Stufenweise in die Zauberkunst und vollkommene Schwarzkunst übergehe. Bei diese abergläubischen Abgötterei gehe es dem Menschen nur um ‚Gesundheit oder Ehre oder Gewinn oder Genuss'.

Das esoterische Gebaren der heutigen Kartenaufleger, Zukunftssehenden und hellsichtigen TV-Berater geht exakt in die gleiche Richtung. Man fragt noch heute nach Glück, Wohlbefinden, Gesundheit, Ruhm, gute Geschäfte, Gewinn und Genuss nach. Man muss sich entsprechende Esoterik-TV-Sender nur einmal für kurze Zeit zu Gemüte führen.

Blumhardt sah also den Niedergang der religiösen Gesellschaft vorweg, beklagte die weitum betriebene Abgötterei der Menschen, ihre Abergläubigkeit und Schwarzkunst. Dies verlangte nach einer baldigen Erweckungsbewegung.

Dann nahte der 8. Februar 1843. Blumhardt beschrieb mit viel Fantasie die beginnenden Entrückungen der Gottliebin. Man kann diese Entrückungen als ihren Hexenflug bezeichnen, der sie bis nach Westindien fliegen liess.

Blumhardts Bericht geht so: ‚Es schien ihr eine Ruhe gegönnt zu sein, die aber mehr als eine Entrückung ihres Geistes in fernere Gegenden anzusehen war. Ich berichte, wie sie nachher erzählte. Es war ihr, als würde sie von jemand mit ausserordentlicher Schnelligkeit über Land und Meer, über der Oberfläche schwebend, hingeführt.

Sie durchflog viele Länder und Städte, kam über dem Meere an Schiffen vorbei, deren Mannschaft sie deutlich sah und vernehmlich reden hörte, bis sie zu einer Inselwelt kam und von Insel zu Insel hinschwebte, endlich zu einem hohen Berge gelangend, auf dessen Gipfel sie gestellt wurde. Manche Einzelheiten liessen mich auf Westindien raten. Auf dem Gipfel war eine grosse und weite Öffnung, aus welcher Rauch emporquoll und Feuer aufschlug. Rings um sie her zuckten Blitze, rollten Donner, bebte die Erde, und an den Ufergegenden zu den Füssen des Berges sah sie mit einem Schlage Städte und Dörfer einstürzen und den Staub hoch emporqualmen.

Auch auf dem Meere gerieten Schiffe und Fahrzeuge in Unordnung, und ihrer viele sanken ins Meer. Mitten unter dieser Schreckensszene wurden die Dämonen, die sie bisher vornehmlich gequält hatten, vorgeführt; und der ärgste derselben, jener Dämon mit dem grossen Buche, war der erste, der mit fürchterlichem Gebrüll und Heulen in die Tiefe gestürzt wurde. Ihm folgten gegen tausend andere nach, die alle vorher auf G. zusprangen, als wollten sie dieselbe mit sich in den Abgrund ziehen.

Als alles vorüber war, wurde G. auf dieselbe Weise zurückgebracht, wie sie hergekommen war, und erwachte, ziemlich geschreckt, doch im Ganzen wohl. – Was sie hier erzählte, kann ich freilich nicht verbürgen; aber über die Massen erstaunt und überrascht war ich, als kurze Zeit darauf in den Zeitungen das fürchterliche Erdbeben geschildert wurde, welches eben am 8. Februar in Westindien vorfiel. Die Schilderungen der Brüdergemeine, insbesondere, die ich in einer Missionsstunde vorlas, versetzten G. ganz wieder in das zurück, was sie selbst im Geiste gesehen hatte.'

Der Besessene war in der Lage, Entferntes und Verborgenes zu offenbaren (Merkmal der Besessenheit). Immerhin dieses eine Merkmal der Besessenheit wurde aufgezählt. Allerdings fehlten die anderen beiden: In fremder Sprache sprechen und über grosse Kräfte zu verfügen.

Dieser 8. Februar des Jahres 1843 brachte aber noch weitere Erstaunlichkeiten, als Gottliebin mehrere Gegenstände zu erbrechen schien. Sie erbrach folgende Dinge resp. würgte diese aus dem Munde:

- Sand
- Glasstücke
- Eisenstücke
- Bretternägel
- Schuhschnallen
- grosses und breites Eisenstück
- Scherben
- Haare
- Nadelspitzen
- Knochen
- Fensterblei
- Stecknadeln
- Näh- und Stricknadeln und Stücke davon
- Papier und Federn

*‚Es hatte öfters das Ansehen, als ob Stricknadeln mitten durch den Kopf gezogen wären, von einem Ohr bis zum andern; und es kamen das eine Mal einzelne fingerlange Stücke zum Ohr heraus; ein andermal konnte ich es unter der **Handauflegung** fühlen und hören, wie die Nadeln*

im Kopf zerbrachen oder sich drehten und zusammenbogen. Jenes waren stählerne Nadeln, die sodann langsam in kleineren Stücken sich gegen den Schlund hinspielten und zum Munde herauskamen; dieses eiserne, die sich biegen liessen und endlich, drei- bis viermal gebogen, doch ganz, ihren Ausweg gleichfalls durch den Mund fanden.

Auch aus der Nase zog ich viele Stecknadeln hervor, die sich von oben herab, da ich sie über dem Nasenbein zuerst querliegend fühlte, allmählich, mit der Spitze abwärts gerichtet, herabspielten.

Einmal kamen 15 solcher Nadeln auf einmal mit solcher Heftigkeit zur Nase heraus, dass sie sämtlich in der vorgehaltenen Hand der G. stecken blieben. Ein andermal klagte sie sehr über Kopfschmerz, und als ich die **Hand aufgelegt** hatte, sah ich überall weisse Punkte vorschimmern.

Es waren 12 Stecknadeln, die bis zur Hälfte noch im Kopfe steckten und einzeln von mir herausgezogen wurden, wobei sie jedesmal durch ein Zucken die Schmerzen kundgab. Aus dem Auge zog ich einmal zwei, dann wieder vier Stecknadeln heraus, die lange unter den Augenlidern umherspielten, bis sie ein wenig vorragten, um sachte herausgezogen zu werden.

Nähnadeln zog ich ferner in grosser Menge aus allen Teilen des oberen und unteren Kiefers hervor. Sie fühlte dabei zuerst unerhörte Zahnschmerzen, und man konnte lange nichts sehen, bis sich endlich die Spitzen anfühlen liessen. Dann rückten sie immer weiter hervor, und wenn ich sie endlich anfassen konnte, brauchte es noch grosser Anstrengung, bis sie ganz herauskamen.

Zwei alte fingerlange und verbogene Drahtstücke zeigten sich sogar in der Zunge, und es kostete Zeit und Mühe, bis sie völlig herausgenommen waren. Um den ganzen Leib ferner waren unter der Haut zwei lange, vielfach verbogene Drahtstücke eingewunden, und ich brauchte mit meiner Frau wohl eine Stunde dazu, bis sie ganz da waren, und mehr als einmal fiel sie dabei, wie dies überhaupt oft der Fall war, in Ohnmacht.

Sonst kamen aus allen Teilen des Oberleibes ganze und halbe Stricknadeln so häufig zu verschiedenen Zeiten, dass ich im Ganzen wenigstens zu 30 schätzen darf. Sie kamen teils quer, teils senkrecht heraus, nach letzterer Art namentlich öfters mitten aus der Herzgrube.

Wenn die Nadeln oft schon zur Hälfte da waren, hatte ich doch noch eine halbe Stunde mit aller Kraft zu ziehen. Auch andere Dinge, Nadeln verschiedener Art, grosse Glasstücke, Steinchen, einmal ein langes Eisenstück, kamen aus dem Oberleibe'.

Die Ausführungen erhielten insofern weitere Qualität, als jetzt offenbar auch die Frau von Blumhardt zugegen war und dass Blumhardt mit dem sog. Handauflegen anfing.

Im weiteren Verlauf des Berichts gestand Blumhardt ein, dass er es niemandem übel nehmen könne, der misstrauisch gegenüber obigen Mitteilungen würde. Es gehe zu sehr über Denken und Begreifen.

Man muss das hinnehmen und glauben. Beweisbar ist es nicht, auch damals nicht, denn ansonsten wären ja alle diese Eisen, Schnallen und Drahtstücke noch heute vorhanden. Aber Blumhardt sorgte sich um seine Glaubwürdigkeit und schrieb weiter: ‚Aber die fast ein ganzes Jahr hindurch fortgesetzten Beobachtungen und Erfahrungen, bei welchen ich immer mehrere Augenzeugen hatte, worauf ich, schon um üblen Gerüchten vorzubeugen, strenge hielt, lassen mich kühn und frei die Sachen erzählen, indem ich völlig versichert bin, was ich schon vermöge des Charakters der G. sein müsste, dass nicht der geringste Betrug obwaltet noch obwalten konnte‘.

Dann meinte Blumhardt, dass bei allen diesen Dingen niemals Blut geflossen sei, was jedoch wiederum im Widerspruch steht zu folgendem im Bericht Aufgeschriebenen: ‚Bisweilen aber schnitt sie sich, vom Schmerze überwältigt, mit einem Messer ohne mein Beisein die Haut auf, und diese Wunden waren fast nicht mehr zu heilen. Der Gegenstände sind es zu viele, als dass ich sie alle aufzählen könnte; und ich erwähne nur noch das, dass auch **lebendige Tiere**, welche ich jedoch selbst zu sehen nicht Gelegenheit bekam, aus dem Munde kamen, einmal **vier der grössten Heuschrecken**, die sodann noch lebendig auf die Wiese gebracht wurden, wo sie alsbald forthüpften, ein andermal **6-8 Fledermäuse**, deren eine totgeschlagen wurde, während die andern sich schnell verkrochen, wieder einmal **ein mächtig grosser Frosch**, der ihr durch eine Freundin aus dem Hals gezogen wurde, und endlich **eine geheimnisvolle Schlange**, eine **Natter**, wie es scheint, der gefährlichsten Art, _die nur G., sonst niemand, flüchtig sah‘._

Die Gottliebin erzählte dann Blumhardt weitere Erlebnisse, die sich wie Vergewaltigungen anhörten. Es seien Nachts öfters Personen aller Art und Stände im Geist zu ihr ans Bett gekommen und hätten ihr, weil sie bewegungslos gewesen sei, wie erstarrt vor Angst und Schreck, etwas ähnliches wie Brot in den Mund gereicht oder andere Glieder ihres Leibes berührt.

Andere Glieder ihres Leibes? Vielleicht ihre Geschlechtsteile? Leider erwähnte Blumhardt sie nicht näher. Einmal bezichtigte Gottliebin jemanden, der einen geistlichen Ornat (feierliche kirchliche Amtstracht A.d.A.) trug ‚und da wartete, jedoch nur scheinbar, d. h. im Geiste da war, wie sie glaubte, durch eine besondere Manipulation in den Kopf geschafft, wobei sie nicht den geringsten Widerstand leisten konnte; und alsobald fing das Bluten an‘.

Eine andere Szene von Gottliebin beschrieben, liest sich mit etwas Fantasie ebenfalls wie eine Vergewaltigung. Dies sei jedoch nur angemerkt, nicht behauptet, wenn Blumhardt im Bericht formuliert: ‚*Einmal traten des Nachts auf gleiche Weise, d. h. als Geister, drei Männer vor sie, die einen giftigen Spiritus in der Hand hielten. Sie konnte sich abermals nicht bewegen. Der eine öffnete ihren Mund, der andere hielt sie am Kopf, und der dritte wollte ihr den Spiritus eingiessen'.*

Gottliebin berichtete von einem gelblichen, hässlich riechenden Stoffe, der sich leicht zerbröckeln liess.

Blumhardt sprach weiter dann auch von Hexen und Hexenmeistern, denen man allerlei Unglück, Krankheit, Plagen an Mensch und Vieh zuschrieb und von Hexenprozessen. Damit wurde klar, dass er sich als Geistlicher sicherlich intensiv mit Hexen und Hexenprozessen und derartiger Literatur beschäftigt haben musste. Dies wiederum wird seine Fantasie stark beflügelt haben.

Zudem verschaffte ihm die Austreibung von Dämonen eine grosse Publizität. Sie war ihm offenbar nicht ungelegen, denn sie führte um diese Zeit (1844) in eine Erweckungsbewegung. Blumhardt erfuhr eine weitum bekannte religiöse Popularität, was schliesslich dazu führte, dass er in naher Zukunft sich Bad Boll kaufen konnte.

Insgesamt dauerten seine Kämpfe um Befreiung von den Dämonen rund 2 Jahre lang an, bis es zu einer positiven, guten Wendung kam. Nachdem nämlich die Gottliebin befreit und geläutert war, nahm er diese wie ihre Geschwister zu sich in Anstellung nach Bad Boll und war von ihr in höchsten Tönen überzeugt.

Der von Blumhardt offenbar selbst ersehnte Schluss der Geschichte fiel in die Tage um Weihnachten, dem 24. – 28. Dezember 1843. Sowohl die Schwester der Gottliebin, die Katharina, wie ihr Bruder wurden noch von Blumhardt befreit. Allerdings erst, als auch Katharina, die Schwester, die bis anhin nicht das mindeste der Art erfahren hatte, jetzt ebenfalls so rasend wurde, dass sie nur mit Mühe festgehalten werden konnte.

‚*(Katharina) Sie drohte, mich in tausend Stücke zu zerreissen, und ich durfte es nicht wagen, ihr nahe zu treten. Sie machte unaufhörliche Versuche, mit eigener Hand, wie sie sagte, sich den Leib aufzureissen, oder lauerte sie listig umher, als wollte sie irgend etwas Grässliches an denen, die sie hielten, verüben. Dabei raffelte und plärrte sie so fürchterlich, dass man Tausende von Lästermäulern in ihr vereinigt sich denken konnte. Am auffallendsten war, dass sie ganz bei Besinnung blieb, indem man mit ihr reden konnte, sie auch bei scharfen Ermahnungen sagte, sie könne nicht anders reden und handeln, man möchte sie doch nur recht fest halten, dass nichts durch sie geschehe.*

Auch nachher hatte sie noch von allem, selbst von den grässlichsten Mordversuchen, bestimmte Erinnerungen; und diese wirkten so niederschlagend auf sie, dass ich mich mehrere Tage ihrer besonders annehmen musste, bis nach fleissigem und ernstlichem Beten ihr die Erinnerungen allmählich schwanden.

Warum Blumhardt ihre Erinnerungen löschen, resp. vergessen machen wollte, bleibt dem heutigen Leser völlig unklar.

Daneben liess sich dennoch der Dämon aus ihr ebenso bestimmt vernehmen, der sich diesmal nicht als ein abgeschiedener Menschengeist, sondern als ein vornehmer Satansengel ausgab, als das oberste Haupt aller Zauberei, dem vom Satan die Macht dazu erteilt worden sei, und durch den dieses Höllenwerk nach den verschiedensten Seiten hin zur Förderung des Satan Reichs sich verzweigt hätte, mit dem aber nun, da er nun in den Abgrund fahren müsse, der Zauberei der Todesstoss gegeben werde, an dem sie allmählich verbluten müsse.

Plötzlich, **gegen 12 Uhr um Mitternacht**, war es, als erblickte er den geöffneten Feuerschlund. Da dröhnte aus der Kehle des Mädchens zu mehreren Malen, ja wohl eine Viertelstunde andauernd, nur ein Schrei der Verzweiflung, mit einer erschütternden Stärke, als müsste das Haus zusammenstürzen.

Grausenerregenderes lässt sich nichts denken, und es konnte nicht fehlen, dass nicht die Hälfte der Bewohner des Orts, nicht ohne besonderen Schrecken, Kenntnis von dem Kampfe bekam. Dabei befiel die Katharina ein so starkes Zittern, dass es war, als wollten sich alle ihre Glieder voneinander abschütteln.

Schien so der Dämon lauter Angst und Verzweiflung zu sein, so war nicht minder riesenhaft sein Trotz, indem er Gott herausforderte, ein Zeichen zu tun und nicht eher auszufahren vorgab, als bis ein den ganzen Ort erschütterndes Zeichen vom Himmel erfolgt wäre, damit er nicht so gemein wie andere Sünder seine Rolle niederlegen, sondern gewissermassen unter Ehren in die Hölle fahren müsse.

Solches schauerliche Gemisch von Verzweiflung, Bosheit, Trotz und Hochmut ist wohl schwerlich je irgendwo erblickt worden. Unterdessen schien in der unsichtbaren Welt immer rascher sein erwarteter Untergang vorbereitet zu werden. Endlich kam der ergreifendste Augenblick, welchen unmöglich jemand genügend sich vorstellen kann, der nicht Augen- und Ohrenzeuge war.

Um 2 Uhr morgens brüllte der angebliche Satansengel, wobei das Mädchen den Kopf und Oberleib über die Lehne des Stuhls zurückbog, mit einer Stimme, die man kaum bei einer menschlichen Kehle für möglich halten sollte, die Worte heraus: „**Jesus ist Sieger! Jesus ist Sieger!**", Worte, die, so weit sie ertönten, auch verstanden wurden und auf viele Personen einen unauslöschlichen Eindruck machten. Nun schien die Macht und Kraft des Dämons mit jedem Augenblicke mehr gebrochen zu werden. Er wurde immer stiller und ruhiger, konnte *immer weniger Bewegungen machen und verschwand zuletzt ganz unmerklich, wie das Lebenslicht eines Sterbenden erlischt, jedoch erst gegen 8 Uhr morgens.*

Es war also nicht Gottliebin, die dieser unleidigen Austreibungsgeschichte ein ersehntes Ende beschied, sondern merkwürdigerweise ihre Schwester Katharina. Sie erwischte das Diabolische erst ganz zum Ende. Man hätte ein solches Ende eigentlich nicht erwartet.

Blumhardt jedoch triumphierte, was er im Bericht auch die Behörde wissen liess. Die erfolgreiche Austreibung kam ihm offenbar gelegen und er empfand sichtlich Stolz. Ausklingend führte er an, dass er mit dem halb blinden Bruder, einem über-aus christlichen, bescheidenen und demütigen Menschen mit viel Glauben und Gebetskraft wenig zu tun gehabt habe. Auf jeden Fall seien die dem Bruder geltenden satanischen Angriffe den anderen Leuten kaum bekannt geworden.

Auch das Vorgefallene um Katharina, die sich schnell von ihrem angegriffenen Gemüt erholt habe, sei nicht von den Leuten bemerkt worden. Sie litt zwar noch einige Zeit unter krampfartigen Bewegungen, sei aber bald wieder hergestellt gewesen.

Gottliebin hingegen sei noch einige Male von der Finsternis heimgesucht worden, aber die Versuche seien alle missglückt, so dass sie Blumhardt Hilfe nicht viel in Anspruch nahmen. Schliesslich kam sie in eine vollkommene Gesundheit. Es ge-schah, dass sie alle ihre früheren Gebrechen, die den Ärzten bekannt gewesen seien, wie der kurze Fuss, die hohe Seite und die Übel des Magens völlig auf-gehoben wurden. Sie mussten für ihn als **Wunderheilungen** gelten, die er (mit Hilfe Gottes) zustande gebracht hatte. Die Gottliebin, so berichtet und behauptet Blumhardt in seinem Schlusswort, sei ein wahres Wunder Gottes, resp. könne als solches angesehen werden.

Während Blumhardt den Dämon aus der Gottliebin erfolgreich ausgetrieben hatte, sahen ihn auch andere, Freunde, Geistliche, Bewunderer, als einen vom heiligen Geist beseelten und besessenen Diener der Kirche an. Diese ‚Beseeltheit' durch den heiligen Geist war wie ein Pendant zur ‚Besessenheit' durch den Teufel. Nur lag er, Blumhardt, auf der göttlichen, guten und christlichen Seite.

Das Ganze gab einer Erweckungsbewegung auf Baden-Württembergischen Boden alsbald auftrieb, welche sich um 1844/1845 und in den folgenden Jahren zuge-tragen hatte.

Gottliebin arbeitete bald nach ihrer Genesung in Möttlingen in einer Kleinkinder-schule (1844) und auch als Aushilfserzieherin seiner eigenen, blumhardtschen Kinder in seinem Haus zu aller Zufriedenheit. Sie wurde eine verständige Stütze seiner Frau in der Haushaltung und Kindererziehung (1845). Später, in Bad Boll, wird die Gottliebin Leiterin des dortigen Haushaltes (ab 1852).

Mag sein, dass diese völlige, vertrauensvolle Integration in die blumhardtsche Familie und damit in die Gemeinschaft, Grund genug waren für eine Heilung und psychische Rehabilitierung der Gottliebin. Sie wird ernst genommen, erfährt eine soziale und gesellschaftliche Wichtigkeit, erhält eine verantwortungsvolle Auf-gabe und wird zur wichtigsten Zeugin der Wunderheilung Blumhardts. Damit eine bedeutungsvolle Grundfeste der Erweckungsbewegung.

Im Nachwort schreibt Blumhardt über sie: ‚mir ist sie namentlich auch für die Behandlung von geisteskranken Personen nahezu unentbehrlich geworden, da dieselben alsbald das ungemessenste Zutrauen zu ihr bekommen, so dass mein Umgang mit ihnen nur wenig Zeit erfordert. … sie betrachtet und fühlt sich von uns an Kindesstatt angenommen, was nun auch mit ihrer Schwester Katharin und dem erwähnten halb blinden Bruder der Fall geworden ist'.

Dass die Gottliebin jedoch immer noch nicht voll geheilt und gesund geworden ist, leitet sich einerseits aus der Tatsache, dass sie auch nach ihrer Wunderheilung, dem Exorzismus ihrer Dämonen, ein Mensch mit einer äusserst zerbrechlichen Ge-sundheit geblieben ist. Es ist verbürgt, dass Blumhardt seinem Freund Christian Gottlieb Barth am 9. August 1845 mitteilte, dass die Gottliebin wegen einer Art von ‚Wassersucht und Erbrechen von geronnenem Blut' wieder ins Lebensgefahr sei. Sie sei vom Tod gezeichnet und liege ohne Hoffnung auf ihrem Krankenlager. Blumhardt muss noch einmal für sie beten - wobei diesmal weder Spuk noch Geisterstimmen auftreten - und siehe da, in weniger als fünf Minuten kommt es gemäss Blumhardt zu einer deutlichen Besserung.

Die Reaktion des Konsistoriums von Stuttgart (1846)
Die Antwort der Behörde fürchtete Blumhardt vermutlich nicht so sehr, auch wenn sie ihn innerlich traf, war er doch inzwischen weitum recht bekannt ge-worden und viele Leute strömten zu ihm und in seine Pfarrei und verlangte nach Predigt, Beichte und Absolution. Die Erweckungsbewegung begann ihren Selbst-lauf.

Aber die Behörde wies seine Tätigkeit insofern in die Schranken, als dass sie ihm das weitere **Handauflegen** verbot. Es sei weder vorgeschrieben noch gebräuchlich und bei der Erteilung der Absolution in Zukunft also zu unterlassen. Zudem geselle es sich in die **Nähe exorzistischen und mesmeristischen Praktiken**, wobei die Letztere sehr umstritten war. (siehe Mesmerismus)

Auch stiess der Behörde negativ auf, dass Blumhardt sich bei seinen zahlreichen Nebengottesdiensten nicht immer an die dafür vorgeschriebenen Zeiten und an die Grenzen seines Gemeindegebietes hielt. Seine Strahlkraft weitete sich auch auf andere Gemeinden aus, wobei deren zuständigen Geistlichen darob offenbar nicht sonderlich begeistert waren.

Schwer wog auch der Verweis des Konsistoriums, er dürfe sich **nicht mehr in das Gebiet der Ärzte einmischen**. Er erhielt Anweisung, dass er die Heilung körperlicher Krankheiten nicht mehr ins seelsorgerische Gebiet hinüberziehen dürfe. Blumhardt hatte gemäss Einschätzung des Konsistoriums jedoch exakt dies getan. Eine geistliche Behandlung wurde von einer psychischen Behandlung unterschieden. Somit konnte Blumhardt nicht sowohl körperliche wie geistige Gebrechen bzw. Krankheiten in die Zuständigkeit des Geistlichen hineinziehen.

Die Behandlung von Geisteskranken wurde ihm damit zwar nicht völlig untersagt, aber eine seelsorgerische Einwirkung auf die Heilung durfte er nur mit aller Vorsicht zulassen. Seine Interventionen mussten sich auf die rein psychischen Entstehungsgründe beziehen. Hier offenbarten sich übrigens exakt die Friktionen zwischen den neu entstandenen psychiatrischen Heilanstalten (mit ihren damaligen psychotherapeutischen Vorstellungen) um diese Zeit mit z. B. einer geistig/religiösen Heils- und Heilungsvorstellung einer Kur- und Heilungsanstalt à la Bad Boll.

Damit war ihm auch eine **Dämonenursache jedweder Krankheit verwehrt** zu diagnostizieren und Blumhardt durfte damit im Grunde genommen auch keine Teufels- resp. Dämonenaustreibungen mehr vornehmen. Soviel heute bekannt ist, liess er auch davon ab.

Das Konsistorium, das evangelische Kirchengericht, unterschied somit eine psychische Ursache von einer, die in die Hände der Seelsorger gehöre. Man unterschied zwischen Ärzten und geistlicher Seelsorge. Blumhardt, so das Konsistorium, solle sich auf die geistliche Seelsorge und somit aufs Trösten und Erbauen beschränken.

Bereits 1844 und später (1850) wurde von weiteren Heilungen berichtet, nicht nur innerhalb seiner eigenen Familie, sondern auch in der Gemeinde Möttlingen und schliesslich auch bei Besuchern, die von weiter her kamen. Blumhardt musste nicht mehr persönlich zugegen sein, bereits fühlten sich Menschen geheilt oder erklärten von sich aus ihre erfolgte Heilung.

Blumhardt mochten diese angeblichen Heilungen willkommen gewesen sein. Nicht nur seine Popularität wuchs an und aus ihnen, sondern es stärkte und vermehrte sich seine sehnlichste Hoffnung, es ereigne sich bald eine neue Geistausgiessung im Reich Gottes. Dass weckte in ihm die Sehnsucht, das Christus bald wiederkomme. (Christi Wiederkunft)

Diese Heilungen jedenfalls stärkten diese seine Hoffnung auf eine Erweckungsbewegung und Christi Wiedergeburt. Schliesslich löste sich dann wirklich eine solche Buss- und Erweckungsbewegung aus. Ungelegen kam sie Blumhardt gewiss nicht.

Liberal gesinnte Leute, wie auch liberale Zeitungen und Schriften verhöhnten die Ereignisse in Möttlingen als reinen Betrug und als primitive Wunderglaubigkeit. Blumhardt sah sich einigen Gegnern gegenüber, selbst einige sehr gläubige Pfarrerkollegen ermahnten ihn und riefen ihn zu Bescheidenheit und Demut auf.

Es erfolgte schliesslich eine Anzeige beim Konsistorium, über dessen Reaktion berichtet worden ist. Immerhin sah Blumhardt seine Bewegung als von Gott getragen an und verwies konsequent auf dessen Wirken.

Blumhardt bestand im Weiteren auf die Existenz einer Geisterwelt, obschon die Aufklärungstheologie diese bestritt. Auch heute noch existiert in weiten Bereichen der Esoterik eine solche Geisterwelt, mit der es Kontakt aufzunehmen gilt um von ihr Hilfe und Glück, Gesundheit und Wohlbefinden zu erfragen. Viele Menschen, auch aufgeklärte und gebildete, glauben an Geister. Noch heute.

Trost erhalten kritische Denker immerhin dadurch, dass der Geisterglaube bei Menschen mit höherer Intelligenz und besserer Ausbildung abnimmt, so dass vorwiegend ungebildete (Menschen mit einer einfachen Ausbildung) und einfältig strukturierte, also eher intelligenzmindere Menschen noch an fantastische Hexen-, Geister- und Götterwelten glauben (müssen). Soviel Sarkasmus darf sein.

Die hier angegebenen Quelle zur Teufelsaustreibung Blumhardts beruft sich auf:
Dieter Ising
Johann Christopf Blumhardt
Leben und Werk
Verlag Vandenhoeck&Rupprecht
2002

Falsche Abschriften mit Übertreibungen
Dazu ist zu sagen, dass nach einiger Zeit verschiedene Abschriften des Berichts von Blumhardt kursierten. Darin ergänzten sie den Originaltext der Sensation Willen um weitere Details und auch Erfindungen. Sicherlich mit der Absicht, den Gebetskampf und die Heilung der Gottliebin Dittus noch ungewöhnlicher erscheinen zu lassen.

Blumhardt gab rund 100 lithographierte Exemplare heraus um Betrug zu verhindern. Zudem war er nicht überzeugt, ob eine breite Veröffentlichung, die er jedoch nicht mehr verhindern konnte, gut war. Erst im höheren Alter war seine Überzeugung stärker, dass seine berichtete Erfahrung von grosser Bedeutung für die evangelische Kirche sein müsse.

Ein (zukünftiger) Nobelpreisträger in den Fängen Blumhardts
Johann Christoph Blumhardt's Sohn (1842 – 1919), auch er wurde als Wunderheiler angesehen, leitete nach dem Tode seines Vaters das Erweckungs- und Heilungs-zentrum Bad Boll. Während der Amtsführung beherbergte der Sohn des berühm-ten Erweckungspredigers und Gründers des evangelischen Bad Boll – ein evange-lisches Pendant zu ‚Lourdes' - einen damals erst gerade 14 Jahre alten Jüngling, der 1892 aus dem evangelisch-theologischen Seminar Maulbronn (bei Stuttgart) ausgerissen war und seither seinen pietistisch gesinnten Eltern jede Menge Kopfzerbrechen bereitet hatte.

Die hilflosen Eltern, völlig überfordert in der weiteren Erziehung des Adoleszen-ten, hatten den Willen des Störrischen, resp. dessen Rückgrat mit Hilfe des stren-gen Maulbronner Seminars brechen lassen wollen. Als der Sohn aber bockte und aufmuckte und schliesslich aus dem Seminar ausbüxte, brachten sie ihn in ihrer Verzweiflung - in einem ersten Schritt - kurzerhand nach Bad Boll, in die Fänge des Sohnes Blumhardt, dessen Vater ihnen aus der Zeit der Basler Mission persönlich bekannt und nahestehend gewesen war.

Der junge Mann hätte entweder auf's Katheder (Lehramt) gezwungen oder noch besser lieber zum Studium der Theologie (Pfarrer) hingeführt werden sollen. Beides missfiel jedoch dem rebellischen Jugendlichen entschieden, der doch lieber ‚Dichter oder sonst gar nichts' werden wollte. Man bedachte ihn im Jahre 1946 übrigens mit dem **Nobelpreis für Literatur.**

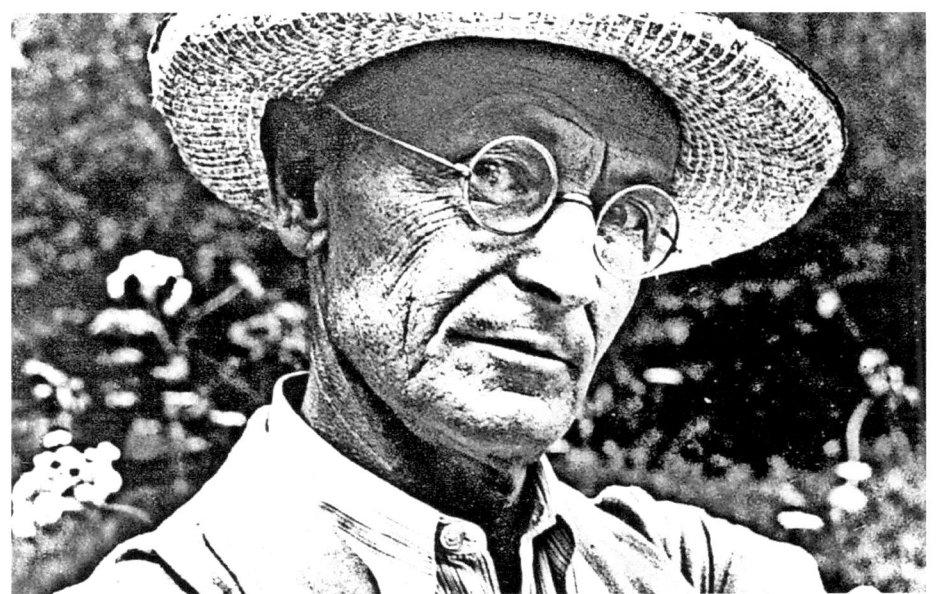

Foto: Hesse-Museum Gaienhofen (Hermann Hesse, Bild: Martin Hesse, Siegenthaler-Hesse)

Der junge **Hermann Hesse** verachtete alle autoritären Normen, insbesondere auch die des einengenden Pietismus seines Elternhauses und deren repressiven Moralvorstellungen und verfiel in ein zähes Rebellentum, welches die Maulbronner Schulbehörde bemühen liess, den Aufsässigen möglichst schnell aus dem Unterrichtsbetrieb wieder zu entfernen.

Christoph Blumhardt (jun.) als Leiter des Zentrums - der Vater war zu diesem Zeitpunkt bereits verstorben - hatte herauszufinden, was er wirkliche Grund seiner geistigen ‚Missbildung' war, resp. woher sein eigensinniges und querulatorisches Verhalten kam. Aber ein missglückter Selbstmordversuch des 14 Jahre alten jungen Menschen setzte dem Aufenthalt in Bad Boll, dem Heilinstitut für Patienten mit ‚seelischen Störungen' bereits nach wenigen Wochen ein jähes Ende.

Zwar war der junge Hermann anfänglich von Blumhardt noch angetan. Er schrieb an seine Eltern: *‚Herr Pfarrer gefällt mir ausserordentlich", schreibt Hermann. Neulich habe Blumhardt die scheinheiligen Sonntagschristen gegeisselt: „Nix ischs, der ganze Lumpenpack hat von einem Christus aber auch von Moral keinen Geschmack'.*

Blumhardt analysierte immerhin richtig, dass Hermann Hesse unter grossem Arbeits- und Erfolgsdruck litt, mit Schulwissen überfrachtet sei und auch, dass ihm die Dauerbüffelei nicht gut getan habe und verordnete ihm folgende Therapie: Entspannung durch Billard spielen, Kegeln, Spazieren gehen, Geigespielen, Musik hören, Schlafen und vor dem zu Bette gehen, einen Schluck Bier.

Am Anfang schien es ihm in Bad Boll wirklich zu gefallen, denn Hermann Hesse schrieb am 23. Mai 1892 nach Hause: ‚Die prächtige Luft, die schöne Gegend, die gute Gesellschaft, der frei familiäre Ton gefällt mir gut‘. Er fühlte sich frei, gab es doch nur wenige fixe Tagesstrukturen wie die Morgenandacht, das Frühstück und die gemeinsamen Mahlzeiten. Ausserdem erbaute er sich an Gesang und Tanz, wobei ihm besonders Polka, Walzer, Lancier und Mazurka gefielen. Auch ordnete er freiwillig die Notenblätter, die er im Hause fand.

Und doch war Hermann Hesse mit seiner Einweisung nach Bad Boll im Grundsatz nicht einverstanden, fühlte er sich doch hierher abgeschoben. Zudem plagte ihn auch die Meinung, dass er hier an seinem Leben vorbei lebe, ohne Nutzen und ohne sinnvolle Arbeit sei und schrieb nach Hause: ‚traurig ist's aber gewiss, dass wir alles Schöne, Gute, Vollkommene, mit einem Wort, das ,,Glück'' immer nur in der Zukunft suchen und wohl auch suchen müssen‘.

So kam es, dass er bereits am 20. Juni 1892 wieder ausbüxte, sich Geld auslieh und damit einen Revolver kaufte. Er wollte sich das Leben nehmen, einen Selbstmord ausüben in einem Wäldchen aus Liebeskummer, aus Rebellion und pubertärem Weltschmerz.

Denn Liebeskummer plagte ihn auch, weil er sich kürzlich in eine acht Jahre ältere, hübsche Frau verliebt hatte und dieser seine Liebe gestand. Sie hiess Eugenie Kolb. Ihr schrieb und widmete er im Sommer 1893 in einer Mappe 23 Liebesgedichte.

Doch der Revolver ging nicht los. Der Suizid missglückte. Blumhardt erfuhr davon.

Dadurch geriet dieser ausser sich und sah den Teufel im jungen Hermann Hesse wirken. Er kontaktierte die Mutter indem er schrieb, dass ihr Sohn aus Bad Boll weggelaufen sei, sich einen Revolver gekauft habe um sich damit zu erschiessen. Sie solle doch dringend kommen! Blumhardt war wirklich ausser sich und bekam es mit der Angst zu tun: Ein Selbstmord eines seiner Patienten? In seinem Bad Boll? Niemals!

Die Mutter schrie er an, er sähe das Ganze als ‚Bosheit… Teufelei… schlechte Erziehung und ihre Früchte!'… Und empfahl ihren Sohnes in eine Irrenanstalt. Er hielt ihr eine regelrechte Standpauke und riet ihr sich zusammen mit ihrem missratenen Sohn unangemeldet und gleichentags noch mit Sack und Pack zu Pfarrer Schall nach Stetten bei Remstal zu begeben, in deren ‚Heil- und Pflegeanstalt für Schwachsinnige und Epileptische‘.

In der Psychiatrie Stetten werden die Ärzte folgende Diagnose stellen: ‚Schwer zu behandeln, leidet an Grössenwahn, fühlt sich zu Grossem berufen, träumt von grossen dichterischen Erfolgen.‘ Hermann sei verdrossen und lebensüberdrüssig. Die damalige Diagnose lautete: „**moral insanity**", übersetzt als "moralischer Schwachsinn", was das immer auch heissen mochte.

Hesse verarbeitete seine Jugenderlebnisse um Bad Boll und Stetten mit der Erzählung ‚der Heumond‘ und einem Gedicht, welches hier als Schlusspunkt unter dieses Kapitel gesetzt werden soll.

> *Man hat mir viele Mittel empfohlen*
> *Gegen der Liebe höllische Lust,*
> *Gegen die falsche, die uns gestohlen*
> *Unschuld und Glaub‘ und das Herz aus der Brust.*
> *Wein und Musik und allerlei Reisen*
> *Haben sie mir als Bestes gesagt,*
> *Aber die täuschen sich alle, die Weisen,*
> *Immer noch hat meine Liebe geklagt.*
> *Pulver und Blei jetzt hat mir geraten*
> *Einer, der sich auf die Sache versteht;*
> *Will's mal versuchen, was kann es schaden, -*
> *Ob meine Liebe dann wohl vergeht?*

Hesse, 1893

Exkurs: von den Hexenverbrennungen zum Missbrauch an Kindern

ARD-Tagesschau vom 5. Oktober 2021
Katholische Kirche 330.000 Missbrauchsopfer in Frankreich

Der Missbrauchsskandal in der katholischen Kirche in Frankreich hat einer Untersuchungskommission zufolge erschreckende Dimensionen. Seit 1950 gab es demnach Hunderttausende minderjährige Opfer. Die Experten fordern Reformen. **Sexualisierte Gewalt war Teil des
Systems**, sagt Jean-Marc Sauvé, Leiter der Untersuchungskommission zur sexualisierten
Gewalt gegen Minderjährige in Frankreichs katholischer Kirche. ...

Nach zweieinhalb Jahren kommt die Kommission zu dem Schluss: Etwa 330.000 Kinder wur-
den Opfer sexualisierter Gewalt in der Kirche. In 216.000 Fällen waren die **Täter offenbar
Geistliche**, in Tausenden weiteren Fällen waren es **Laienmitglieder der Kirche**. In ihrem 2500
Seiten langen Bericht beruft die Kommission sich zudem auf wissenschaftliche Untersuch-
ungen der vergangenen 70 Jahre. Ungefähr **3000 Täter** habe es gegeben, zwei Drittel davon
Geistliche. **Vier von fünf Opfern seien männlich**.

Die meisten Taten seien inzwischen verjährt, auch 40 Fälle von Tätern, die noch am Leben
sind. In 22 Fällen könne jedoch noch eine rechtliche Aufarbeitung erfolgen, so Sauvé bei der
Vorstellung des Berichts. Sie wurden an die Staatsanwaltschaft übergeben.

Mitwisser haben weggeschaut
Die Konsequenzen sexualisierter Gewalt seien sehr ernst, sagte Sauvé. Drei von fünf Betroffenen hätten im Erwachsenenalter Probleme mit ihrem Gefühls- und Geschlechtsleben. Die
katholische Kirche habe nicht nur nicht die notwendigen Maßnahmen ergriffen, um sexualisierter Gewalt vorzubeugen, sondern auch **aktiv weggeguckt**, so Sauvé. Sie hätten bekannte
Fälle nicht gemeldet und manchmal absichtlich Kinder in die Hände von Tätern gegeben.

Forderungen nach Reformen
Das Problem sei nach wie vor da, so Sauvé. Bis in die 2000er-Jahre habe die Kirche eine "**tiefe,
grausame Gleichgültigkeit gegenüber den Opfern**" gezeigt. ...

Bitte um Verzeihung
Die Untersuchungskommission habe endlich die Verantwortung der Kirche institutionell aner-
kannt, sagte der Gründer der Opferorganisation "La Parole Libérée", François Devaux, bei der
Vorstellung des Berichts: "Etwas, das die Bischöfe bis heute nicht geschafft haben." **Die
Bischöfe sollten für die Verbrechen bezahlen.**

Der Vorsitzende der französischen Bischofskonferenz, Éric de Moulins-Beaufort, bat die Opfer
um Verzeihung. Die Bischöfe seien "entsetzt" über die Ergebnisse der Untersuchungskommission und die Zahl der Opfer.

Aus: https:// www.tagesschau.de/ausland/europa/frankreich-kirche-missbrauch-101.html

Vorpsychiatrische Zeit (bis ca. Mitte 18. JH.)

Mit dem Ausdruck „vorpsychiatrische Zeit" wird hier versuchsweise die Zeit vor ungefähr 1750 angenommen. Eine ‚psychiatriespezifische' Intervention am Geisteskranken, die diesen Namen verdient, gab es davor nur vereinzelt und bezog sich auf wenige Krankheitsbilder wie die **Epilepsie, Melancholie, Manie, Verwirrung** oder den **Wahnsinn**.

Hilfe boten bisher alle möglichen Ärzte, Heiler, Schamanen, Klerikale, Handaufleger oder Kräuterdoktoren mehr oder weniger spezifisch an, aber erst nach **1750 erschienen die ersten, eigentlichen psychiatrischen Lehrwerke**, die sich auf seelische und psychische Aspekte des Menschen spezialisierten. Und mit ihrem gedruckten Dasein als Lehrbücher waren sie erfreulicherweise einer Kritik und Stellungnahme durch Kollegen unterworfen oder dienten als Grundlagenwerk für weitere, auf ihrem Wissen aufbauende Lehrbücher. Durch diese Lehrbücher entstand die Wissenschaft der Psychiatrie.

Bereits um 1650 begann das Umdenken. Die veraltete Humorallehre mit ihrem Hang zur Diagnose eines Über- oder Untermasses an Körpersäften wich bald der Idee, Krankheit entstamme aus entzündetem Gewebe oder entstünde wegen Gefässblockaden. Diese Blockaden - die heutige Esoterik und die traditionelle chinesische Medizin lassen aus versunkener Vorzeit grüssen - galt es zu durchbrechen. Oder man dachte an verstopfte Eingeweide resp. dass daraus rauchige Gase den Psychischkranken in den Kopf stiegen und dort ihr Urteilsvermögen trübten.

Ein Thomas Willis schloss sich früh solchen Überzeugungen an und verneinte gleichzeitig die Anwesenheit eines Teufels oder Dämons. Die Eliten verstiessen jetzt jede Hexerei und jede satanische Verschwörung als Ursache von Besessenheit (resp. des Wahnsinns), wie sie die Kirche noch immer postulierte und wiesen jede religiös gefärbte Ursache des Wahnsinns überzeugt von sich. Wenn überhaupt, dann müsse Besessenheit (Wahnsinn) aus einem Defekte der Nerven oder des Gehirns herrühren. Einige angesehene Ärzte allerdings verteidigten vor Gericht die Existenz der Hexerei weiter und errangen auch Erfolge.

Mag die ‚vorpsychiatrische Zeit' noch in einer Traumzeit gelegen haben – aus dem Blickwinkel der modernen Psychiatrie – legte sie aber trotzdem wichtige Grundsteine. Aus dem Nichts entstand auch die heutige Psychiatrie nicht, sondern baute sich auf bestehendem Wissen auf, welches bereits da war. Aber sie musste zuerst viele falsche kausale Thesen verwerfen.

Licht ins Dunkel (der Psychiatrie) zu werfen begann die Religion genauso wie die (Kultur-)-Anthropologie, Philosophie, die Iatro-Medizin, -Chemie, -Physik und Botanik, die Ethnologie und die Politik, um nur einige wichtige Wissensgebiete zu nennen, wo auch immer Wissen über den Menschen gedacht, entdeckt, zusammengetragen und zur Kenntnis gebracht wurde.

Die weiteren Ausführungen zur vorpsychiatrischen Zeit beschränken sich hier auf Forscherpersönlichkeiten, denen man eine gewissen ‚Basisarbeit' am Psychischen des Menschen zuschreiben resp. zuerkennen darf und muss. Sie alle haben zur Einheit, dass sie am Psychischen, Geistigen, Seelischen oder auch Biologischen des Menschen Forschung getrieben und ihr Wissen der Menschheit in Buchform zur Verfügung gestellt haben.

Zu Robert Burtons Zeit existierte noch keine Psychiatrie, aber es existierten Mitmenschen, deren Seelen krank waren. Sie waren noch an Ketten gebunden, lagen in kalten, feuchten Löchern und erfuhren kaum menschlichen Beistand. Und doch machte sich Burton freiwillig ans Werk und schrieb ein Jahrhundertbuch zum Thema der Melancholie. Die Wahnsinnigen und Irren mochten ihn dabei nicht einmal interessiert haben, auch wenn ihnen grosses Leid widerfuhr. Ihn interessierte nur das Thema ‚Melancholie', vermutlich, weil es etwas mit ihm selbst zu tun hatte. Sein Werk gilt als Grundstein für die Psychiatrie.

Zu dieser vorpsychiatrischen Zeit mag auch **Johann Paptist van Helmont** zählen, ein berühmter Iatrochemiker, Arzt und Naturforscher, der zwischen 1579 – 1644 lebte. Er stand in den Fussstapfen seines grossen Lehrers und Vorbildes Paracelsus und war der bedeutendste Paracelsist des 17. Jahrhunderts. Aus der Medizin- und Wissenschaftsgeschichte ist er nicht wegzudenken. Seine Geschichte wurde bereits weiter oben unter den Iatrochemikern kurz abgehandelt.

Forscher und Persönlichkeiten dieser Zeit (Fortsetzung in Band 5)

Robert Burton

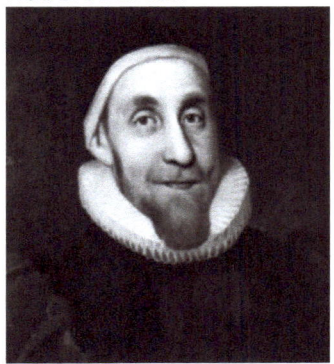

Robert Burton
Fotoherkunft: wikipedia

Gelehrter, Schriftsteller, Philosoph, anglikanischer Geistlicher (Theologe) mit Studium am Christ Church in Oxford
Erfolgloser Komödienschreiber (*Philosophaster*, 1606)

Hauptwerk: The Anatomy of Melancholy (1621)
Pseudonym: Democritus junior

Geboren: 08. Februar 1577, Lindley, England
Gestorben: 25. Januar 1640, Oxford, England (Suizid?)

Aus: Wikipedia

Robert Burton schrieb 1621 sein Hauptwerk mit dem Titel ‚**The Anatomy of Melancholy**‘, welches sich speziell der Schwermutserkrankung widmete. Damit ist es im Grunde genommen ein frühes ‚psychiatrisches‘ Werk. Wegen seiner literarischen Qualität ist es heute noch immer lesenswert. Er schrieb zum Thema Melancholie (übersetzt als Schwermut, nicht als Depression) drei Bände auf insgesamt 1300 Seiten. Sein in englischer Sprache verfasstes Werk wurde noch zu Lebzeiten wiederholt aufgelegt. Auch nach seinem Tode folgten Neuauflagen.

Seine Arbeit beschied ihm somit grossen Erfolg. Immerhin wurden darin Möglichkeiten der Heilung genannt und die verschiedenen Arten der Melancholie, sowie deren Ursachen und Symptome aufgelistet. Alles was damals als medizinisches

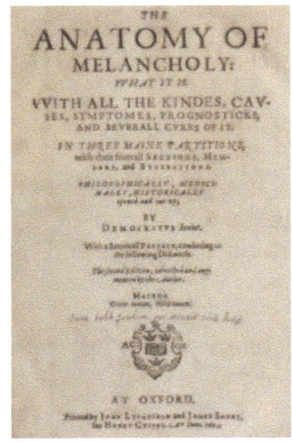

Wissen über die Melancholie bekannt war, zurückgehend bis in die Antike (Hippokrates, Galenos), bereitete er in einer enzyklopädischen Form in diesem Werk auf. Er selbst beschrieb das Werk als eine Art von ‚**Potpourri**‘ (aus Allerlei zusammengesetzt) resp. als **Kompilation** (Zusammentragung aus verschiedenen Quellen). Es ist sowohl eine **Enzyklopädie**, wie auch eine **Zitatensammlung**, eine **Selbstreflexion** und teils auch eine **gesellschaftskritische Satire** zugleich.

Aus:
https://archive.org
Digital Library of Free & Borrowable Books, Movies, Music & Wayback Machine.
Pseudonym : Democritus Iunior (1624)

Gemäss Burton war damals die Melancholie oder eben die Schwermut häufig, kaum ein Mitmensch tangierte sie nicht. Befallen würden von der Krankheit, so Burton, vor allem **Adelige und Gelehrte.** Sie sässen während ihres Studiums immer nur herum, ohne Bewegung und würden zugleich vom Studieren mental stark überfordert. Oft würden sie auch Geldsorgen plagen. Und sie bekämen kaum was Richtiges zum Essen.

Und auch nach dem Studium hätten die Gelehrten nur geringe Aussicht auf eine förderliche Karriere und so müssten sie arm bleiben und seien zeitlebens auf Gönner angewiesen. Er erkannte jedoch gewissen Studienrichtungen, vorab die Juristerei, die Medizin und auch die Theologie davon ausgenommen. Im Gegensatz zu anderen Gelehrten würden diese zu den Mächtigen im Staate aufsteigen und meist einem guten Leben frönen.

Er ging sogar so weit zu behaupten, dass die gane Welt melancholisch, verrückt und aus dem Häuschen sei. **Auch Burton litt an der Melancholie.** Sein Verständnis des Begriffes der Melancholie ging jedoch über unser heutiges Verständnis von Depressionen hinaus, doch möglicherweise nur aufgrund nosologischer Probleme. Heute würde man die Symptome damaliger Betroffener anders beschreiben. Die beiden Begriffe, Melancholie und Depressionen sind daher auch bei Burton nicht ganz deckungsgleich, obschon sie sich in einigem gleichen.

Der Einfluss von Galenos und dessen Humoralpathologie auf Burton war zu seiner Zeit noch immer gross. Niemand wollte und konnte sich von Galenos lossagen oder seiner Lehre zu stark widersprechen. Eine starke Ursächlichkeit der Melancholie sah Burton aber auch in der Entfernung des Menschen von Gott. Er stellte die **Erkrankung als Folge des Sündenfalls** der Menschen dar. Schliesslich habe der Mensch zuvor in einer harmonischen Welt und im Einklang mit der Natur und Gott gelebt. Dann kam ganz der Theologie aus ihm zum Vorschein. Immerhin sei der Mensch einst nach dem Vorbild Gottes geformt worden, aber durch den Sündenfall sei er jetzt eben mit Leid befallen, das damit menschengemacht sei.

Der Mensch sei ein Ebenbild Gottes, unsterblich und rein, göttlich, glücklich und vollkommen gewesen. **Gott habe den Sündenfall des neugierigen Menschen mit der Melancholie bestraft.** Dadurch sei der Mensch von Gott abgefallen und zu einem Ausgestossenen geworden, ein Lump, eine elende und verfluchte Kreatur.

Ursachen der Krankheit mochten ihm gemäss daher auch sein: **Einfluss von Teufeln und Geistern**, die den menschlichen Körper drangsalieren und den Wahnsinn verursachen.

Die Melancholie sah er als eine Unterform der Narrheit an. Sie gehöre zum Auf und Ab des Lebens, könne jedoch auch chronisch werden und dann **körperliche Beschwerden** nach sich ziehen, so in Form von **Problemen am Herzen** oder **am Magen**. Die Schwermut befalle die Menschen häufig in der Jahreszeit des Herbstes und im höheren Alter, beginnend etwa ab der Lebensmitte. Viele von der Melancholie Betroffenen seien intelligente und gebildete Menschen.

Auch die **Vererbung** durch die Eltern sah er als ursächliche Möglichkeit an, insbesondere die Vererbung des Temperaments. Aber Ursachen der Melancholie könnten auch liegen in **falscher Ernährung** (Nahrung) und in einem **Mangel an Bewegung**. Einfluss hätten auch **Armut** und **Einsamkeit**. Melancholiker würden sich oft freiwillig **von der Gesellschaft absondern** und **in einer eigenen Welt schwelgen**, so wie Demokrit es tat, den er als Wissenschaftler überaus achtete. So sehr, dass Burton sein Werk zuerst unter einem Pseudonym herausgab: Demokritus Junior.

Es fehle den Melancholikern an positiven Einflüssen anderer Menschen, so dass ihre **Gedanken immer düsterer** würden in ihrer einsamen Zurückgezogenheit und sie dann nicht mehr imstande seien, aus ihrer Schwermut wieder heraus zu finden. Dies führe immer weiter zu **Niedergeschlagenheit, sozialem Rückzug, Misstrauen** sowie zu **Wahrnehmungs- und Verstandesfehlern**. Auch **Realitätsverkennungen** seien bei den Melancholikern daher schliesslich durchaus möglich.

Burton nahm in seinem Werk kein Blatt vor den Mund. Man könne Melancholiker auf den ersten Blick erkennen, meinte er: sie wirkten hohläugig und ausgezehrt (als Folge des Hungerleidens und des auszehrenden Studiums), litten an **Verdauungsproblemen und Schlafstörungen**, seien **rastlos** und **unfähig zur Bewältigung ihres Alltages**. Viele würden **ängstlich** und **fürchteten Tod und Krankheiten**. (Hypochondrie)

Die sexuelle **Enthaltsamkeit** und das **Zölibat** hätten schreckliche Folgen auf die Menschen und würden seiner Natur zuwiderlaufen. Damit wurde im Werk auch eine gewisse Kritik an der Kirche laut.

Und wirklich mochte er die Katholiken als Engländer nicht sonderlich, ging hart ins Gericht mit ihnen, wenn er ihnen vorwarf, dass **Aberglaube** viel Leid verursachen würde. Zudem warf er den Klerikalen vor, es mit ihren **vielen Ritualen** masslos zu übertreiben und dass sie sich auf Grund ihres Glaubens überlegen fühlten. Manche Priester würden die Religion für ihre egoistischen Zwecke schamlos missbrauchen, nur um **ans Geld der Gläubigen** zu gelangen, etwa durch **Regeln zur Fastenzeit**, zum **Zölibat** oder zum **blinden Gehorsam** ihnen und Gott gegenüber. Die katholische Kirche erfände, so Burton, stets neue **Legenden**, etwa solche über das **Fegefeuer** oder über den **Ablass**, was die Menschen ängstige. Die katholische Kirche schaffe viel zu viele **neue Reliquien und Heilige**, die die wahre Religion und Gottes Wort entstellten und die christliche Lehre verdunkeln würden.

Burton meinte, **die religiöse Melancholie sei die schlimmste aller Formen** der Verzweiflung, denn eine hoffnungslose Seele könne nicht getröstet werden. Ein an religiöser Melancholie Betroffener glaube, Gott habe ihn kläglich und für ewig verlassen und er komme deshalb nie in den Himmel. Ein religiöser Melancholiker empfinde Zweifel an Gottes Gnade. Dies lasse ihn **verzweifeln** und an **Selbstmord** denken, obschon doch Gott eigentlich gnädig sei und niemals ein endgültiges Urteil über Menschen fälle.

Sein Hauptwert, die ‚Anatomy of Melancholy‘, ist in drei Teile geteilt und enthält Passagen, die gleich **wütender Tiraden gegen den Papst und die Puritaner** gerichtet sind. (Puritanismus: strenge calvinistische Glaubensrichtung in England um die Zeit des 16./17.te Jahrhundert). Aber Burton wandte sich nicht nur gegen die Katholiken, auch die Protestanten kritisierte er, ebenso die Atheisten.

Vorwort:
Nebst einem überaus langen Vorwort beschäftigte er sich und seine Leser dann im **ersten Teil** mit der **Bestimmung**, den **Ursachen** und den **Symptomen** der Melancholie. Im **zweiten Teil** ging es ihm um die **Heilung der Melancholie** und im **dritten Teil** widmete er sich den **zwischenmenschlichen Problemen der Liebe** und betitelte diese als ‚**Schwermut der Liebe**‘ oder wie er sie im Englischen nannte: ‚Love-Melancholy‘.

Beginnen wir gleich zuerst mit einigen Ausführungen zu seinem langen **Vorwort**. Darin verglich er sich und seine Situation, in der er lebte, mit dem Verfasser seines Buches: Demokritus junior. Burton meinte, dass er (und Demokrit) sich wie zwei Einsiedler zurückgezogen hätten, um sich in ihren Klausen allerlei Wissenschaften hinzugeben.

Demokrit sei, gemäss Zeugenaussagen des Hippokrates auch ein weltverdrossenes altes Männlein gewesen, wie Burton, ganz schwarzgallig von Natur. Auf seine alten Tage sei Demokrit aller Geselligkeit abhold gewesen, wie Burton auch und der Einsamkeit zugetan, genau wie er auch. Er war, wie Demokrit, viele Jahre vor seinem Lebensende total in seine Studien versunken gewesen.

Burton sah sich denn auch als lebenslanger Schüler (Scholar), wie Demokrit, der sich praktisch ohne lange Unterbrechung in den Bibliotheken seiner Universität aufgehalten habe. Burton war Hüter der Kollegiumsbibliothek des Christ Church in Oxford, worin er über 30 Jahre gebrütet und studiert hatte.

Er sah sich zwar immer in allen Dingen als Dilletant und nicht als Fachmann an, er war kein ausgebildeter Arzt, wobei er sich nicht von den Wissenschaften versklaven liess und auch nicht an nur einer Wissenschaft klebte, sondern innerhalb verschiedener Wissengebieten umherstreifte um sich möglichst breit zu öffnen.

Aus der Bibliothek entlieh er eine Menge Bücher, die er tage- und wochenlang studierte und hin- und herwälzte. Er war in diesen Bibliothekshallen ein Dauergast, einerseits abgeschottet vom Tumult und den Wirrsalen der Welt, andererseits aber auch überaus gut informiert über diese ihn umgebende Welt und durchaus auch mit den neuesten Nachrichten versehen.

Während seiner Studien verdiente er praktisch nichts, hatte keinerlei Auskommen, erhielt jedoch Unterstützung durch noble und freigiebige Gönner. Er war nicht verheiratet und musste daher auch keine Kinder versorgen.

Mit ‚Saturn war der Herr meiner Geburt‘ drückte er seine eigene melancholische Bestimmung, man könnte auch sagen Grundstimmung aus, die ihm in die Wiege gelegt worden sei.

Mit…

‚Jeder Tag trägt mir neue Neuigkeiten zu, die üblichen Gerüchte von Krieg, Pest, Brand, Flut, Raub, Mord und Gemetzel, von Meteoren, Kometen, Gespenstern, Ungeheuern, Erscheinungen, von eroberten und belagerten Städten in Frankreich, in Deutschland und in der Türkei, in Persien, Polen, und so fort, von tagtäglichen Aushebungen und Rüstungen und dergleichen, wie sie unsere stürmischen Zeiten aushecken, von frisch ausgetragenen Schlachten mit ihren Erschlagenen, Monomachien, Schiffsuntergängen, Piratereien und Kämpfen auf See, Friedensschlüssen, Bündnissen, Kriegslisten und neuem Waffengeschrei. Ein wildes Wirrwarr von Bitten, Schwüren, Klagen, Edikten, Petitionen, Prozessen, Plädoyers, Gesetzen, Proklamationen, Beanstandungen und und Beschwerden dringt täglich an unser Ohr. Dazu ständig neue Bücher, Flugschriften, Journale, amtliche Berichte, ganze Kataloge voll mit Neuerscheinungen aller Art, jüngste Paradoxa, Stellungnahmen, Schismen, Ketzereien, Kontroversen in Philosophie, Religion &c. Bald kommt Nachricht von Hochzeit, Maskerade, Mummenschanz, Lustbarkeit, von Jubiläen und Gesandtschaften, Turnier und Lanzenspiel, Trophäen, Triumpfen, Gelagen, Wettkämpfen und Komödientreiben. Dann wieder, wie bei einen Szenenwechsel, Verrat, Arglist, Räuberei, schurkische Ungeheuerlichkeiten aller Art, Leichenzüge und Begräbnisse, Fürstentod, unerhörte Entdeckungen und Expeditionen: bald komisches, bald tragisches Geschehen. Heute hören wir, wie man hohe Herren und Würdenträger neubestellt, morgen wie Mächtige abgesetzt, und

Ehren neuverteilt werden; einer kommt frei, ein anderer in den Kerker; der erwirbt, jener verliert, einer floriert, sein Nachbar macht Bankrott; jetzt Fülle, dann wieder Darben und Hungersnot; einer läuft, ein anderer reitet, streitet, lacht, heult und so fort. Solche und solcherlei Nachricht höre ich tagaus, tagein, im privaten wie im öffentlichen Bereich. Inmitten von aller Herrlichkeit und Misere der Welt – Festesfreude, Übermut, Bestürzung und Angst, Herzenseinfalt und Schurkerei, Verschlagenheit, Büberei, Offenheit und Lauterkeit, all dies wie es miteinander verquickt sich darbietet, trotte ich dahin als privus privatus (ganz auf mich allein gestellt.' (Robert Burton, Anatomie der Melancholie, Dieterich'sche Verlagsbuchhandlung S. 18)

… versuchte er sein Leben und seine Zeit selbst darzustellen und die unruhige Welt, in die er hineingeboren wurde. Sie zeugte von einem weltzugewandten Eremiten, der sich zwar gerne immer wieder gesellschaftlich abschottete, dann und wann aber wie innerlich getrieben sich doch unter die Leute und ins Getümmel begeben musste.

Hin und wieder spottete er der Geschehnisse, die er sah oder die ihm zugetragen wurden, dann wieder lachte oder höhnte er über sie, dann belustigte er sich an ihnen, dann betrachtete er alles mit gemischten Gefühlen, dann verklagte er diese Welt auf satirische Weise, dann jammerte er. Und dann und wann brannte ihm die Galle in der Leber vor Wut (‚urere bilis jecur', Horaz).

Treffender kann man heute die Melancholie und den Wahnsinn nicht darstellen. Burton verglich sich im Vorwort immer wieder mit Demokrit, den er wie sich selbst als Eremiten sah. Burton verehrte Demokrit sehr:

‚Beschattet sitzt hier Demokrit,
Ein Buch im Schoss, als Eremit.
Ringsum liegt mancherlei Getier,
Das er fein säuberlich seziert:
Katzen- und Hundevieh vor allem
Durchwühlt er nach der schwarzen Galle.
Am Himmel, über seinem Kopf,
Siehst du Saturn, den Schwermutsgott.'
(Robert Burton, Anatomie der Melancholie, Dieterich'sche Verlagsbuchhandlung S. 20)

Und einige Zeilen später verriet uns Burton, weshalb er das Thema der Melancholie gewählt hatte: ‚*Über Melancholie zu schreiben ist meine Art von Beschäftigung, um Melancholie zu vermeiden*' und fügte noch hinzu, es gäbe ‚*kein häufigerer Grund zur Melancholie als* **Müssiggang***, und keine bessere Kur als* **Beschäftigung**.'

Es gibt keinen häufigeren Grund zur Melancholie als Müssiggang und keine besserer Kur als Beschäftigung. (Robert Burton)

Seine eigene Melancholie also war der Motor seiner Beschäftigung mit ihr, die ihn jahrzehntelang in Anspruch nahm, so dass aus diesen Studien rund 1300 Seiten entstanden. Dabei fürchtete er sich stets, dass ihm Zuhörer oder Leser fehlen werden und er nur für Bäume rezitiere oder für Säulen deklamiere. Burton wollte ein Wissender werden, was seine Geissel ‚Melancholie' anbelangte und versuchte schreibenderweise seinen eigenen melancholischen Geist zu beschwichtigen und auch zu therapieren.

Durch sein tägliches Schreiben versuchte er also eine Art von Antidot zu finden, also eine Art von Gegengift für seine tägliche Melancholie zu gewinnen. Burton empfing sein Wissen nicht nur aus Büchern, sondern vor allem aus seinem eigenen täglichen und jahrelangem *Melanchorisieren*, das bestand aus zähem Trübsinn und ihn stets in die Abgründe ziehendem Elend. Seine trübselige Praxis, sei trübseliges Leben hatte ihn belehrt.

Burtons Buchidee war, etwas Neues diesen althergebrachten, bisherigen und sich wiederholenden Abhandlungen früherer Gelehrten entgegen zu setzen, er ertappte sich dabei jedoch bald einmal als wie ein Dieb, übernahm er doch nur ihre Gedanken … als stehle er den Toten ihre Kleider. Klein beigebend bekannte er sich jedoch seines Plagiates für schuldig. ‚*Nichts Neues weit und breit, was ich habe, ist von anderen gestohlen…*' (Robert Burton, Anatomie der Melancholie, Dieterich'sche Verlagsbuchhandlung S. 26)

Aber er rechtfertigte sein Plagieren auch damit, dass er meinte, dass alles und nichts sein Eigen sei. Quasi auch den anderen gehöre nichts und sei ihnen nicht eigen und alles was einmal geschrieben worden sei, gehöre damit sogleich auch allen anderen, wenn sie es lesen oder gelesen haben. Es war sein fester Wille und seine ehrliche Absicht, dazusein für andere Menschen, die an dieser hartnäckigen Krankheit litten oder leiden, um ihnen mit seinem Buch beizustehen und sie zu unterstützen.

Immerhin konnte man auch zur damaligen Zeit Burton nicht vorwerfen, dass er die Quellen, die Urheben verschwiegen hätte. Nein, er tat das nicht, sondern gab bei vielzähligen Zitaten und Sätzen an, woher sie stammten. Burton konnte dies insofern, als er eben sehr belesen war und sich seiner Plagiattätigkeit bewusst war und keine Absichten hegte, sich mit fremden Federn zu schmücken. ‚*Ich habe übernommen, nicht entwendet'*. (S. 29) Genauso, wie man Nahrungsmittel schluckt, verdaut und sie ins sich einverleibt. Er eigenete sich das Wissen an, was er lesend zu sich nahm. Die einen spucken es aus, die anderen lecken es auf. So geschähe jeder Akt des Lesens.

Mit all diesen Dingen setzte sich Burton also bereits in seinem überaus langen Vorwort auseinander, pingelig, genau und grosszügig. Selber ein Theologe und damit sich bewusst, dass er in einer Abhandlung über die Melancholie das eigentliche Gebiet des theologischen Wirkens verlassen hatte, sparte er nicht mit Kritik an der Kirche und am (Aber-)Glauben. Er anerkannte zwar die Theologie als die Königin aller Wissenschaften an, zog aber trotzdem z.B. über die Jesuiten her: ‚… und ich füge hinzu, einen Jesuiten oder Seminarpriester, denn **inexpugnabile genus hoc hominum,** (A. d. A. unbesiegbare Männerrasse) sie sind eine unwiderlegbare Gesellschaft. Sie wollen und müssen das letzte Wort haben, und sie verfahren mit soviel Eifer, Dreistigkeit, abscheulichen Lügen, Fälschungen und Bitterkeit in ihren Debatten, dass auf sie das Wort zutrifft „furorne caecus, an rapit vis acrior, an culpa? Responsum date" – ich weiss nicht, ob sie blinde Wut, Irrglaube oder Übereilung stärker antreibt.‘ (Robert Burton, Anatomie der Melancholie, Dieterich'sche Verlagsbuchhandlung, S. 38)

Auch fragte er sich etwas später, weshalb ein melancholischer Priester, wie er, der ohne Simonie (Kauf oder Verkauf von geistlichen Ämtern) keine Aussicht auf ein Amt (und Verdienst) hat, nicht auch die Heilkunst betreiben darf? Damit spielte Burton an auf Kapitel 2 (Heilung der Melancholie), die er als Theologie und nicht als Arzt studierte. Man hatte ihm zu Lebenszeit offenbar vorgeworfen, sich als Geistlicher in Gebiete zu wagen, die eigentlich der Ärzteschaft zu überlassen seien.

Dass er als Theologe sich auch über die Heilkunst der Melancholie bemühen dürfe, bejahte er damit, dass auch die Jesuiten sich als Arzt und Priester betätigen würden, manche mit Erlaubnis ihrer Obrigkeit sogar als Chirurgen. Und einige seien nebenzu auch noch ‚Kuppler, Zuhälter und Hebammen‘.

Burton machte sich im Vorwort auch Gedanken über seine Leser. Offenbar wusste oder vermutete er, dass manches Gelesene, welches nicht für Menschen mit schmalen Schultern bestimmt war, diese Sensiblen durchaus imstande waren zu **triggern:** ‚Noch eine Warnung will ich bei dieser Gelegenheit meinem gegenwärtigen oder zukünftigen Leser mitgeben, der tatsächlich von Melancholie befallen ist, dass er nämlich nicht das Kapitel über Symptome und Vorzeichen in der folgenden Abhandlung lesen möge, damit er nicht in Anwendung des Gelesenen auf sich selbst, durch erschwerende Übertragung des allgemein Gesagten auf seine Person (wie das bei Melancholikern so häufig ist), sich beunruhigt und kränkt, und am Ende mehr Schaden als Nutzen daraus zieht. Daher mein Rat an solche, diese Schrift mit Vorsicht zu studieren.‘ (S. 42) … ‘alle übrigen können ohne Zweifel unbesorgt und mit Gewinn darin lesen‘.

Als Experte aus Erfahrung wusste Burton, dass das Lesen seines Buches für einen an der Melancholie Leidenden auch gefährlich sein konnte. Er selbst hatte erfahren, dass sein Studium ihn immer wieder einmal spiralförmig in die Tiefe zu ziehen vermochte.

Experte aus Erfahrung:

In seinem Vorwort hatte Burton zugegeben, dass er selbst an dieser Krankheit leide. In der Vorrede des ersten Buches des ‚Anatomy of Melancholy' (London, Ausgabe G. Bell and Sons, LTD, 1920, Seite 19, Reprint for Bohn's Standard Library, 1896) heisst es: ‚Was mich betrifft, kann ich mit Marius Sallust (röm. Geschichtsschreiber A.d.A.) vielleicht bestätigen, dass das, was andere hören oder lesen, ich selbst gefühlt und geübt (praktiziert) habe. Sie haben ihr Wissen durch Bücher erhalten, ich meins durch meine melancholischen Anwandlungen. Ich möchte anderen aus einem Mitgefühl heraus helfen, wie diese tugendhafte Dame es früher tat, die selbst eine Aussätzige war, sie schenkte ihr Vermögen, um ein Krankenhaus für Lepra-Kranke zu bauen. So will ich meine Zeit und mein Wissen, die mein grösstes Vermögen sind, für das Gemeinwohl aller einsetzen'.

Originaltext:

> Concerning myself, I can peradventure affirm with *Marius* in *Sallust*,³ *that which others hear or read of, I felt* ⁴ *& practised myself, they get their knowledge by books, I mine by melancholizing.* *Experto crede Roberto.*⁵ Something I can speak out of experience, *ærumnabilis experientia me docuit,*⁶ and with her in the Poet,⁷ *Haud ignara mali miseris succurrere disco :* I would help others out of a fellow-feeling, and as that virtuous Lady did of old, ⁸*being a Leper herself, bestow all her portion to build an Hospital for Lepers*, I will spend my time and knowledge, which are my greatest fortunes, for the common good of all

Und abschliessend noch ein Auszug aus seinem ‚Anatomy of Melancholy'. In dem er schreibt: ‚For indeed who ist not a fool, melancholy, mad? Who is not brain-sick? Folly, melancholy, madness, are but on disease, delirium is a common name to all.' ‘Denn wer ist kein Dummkopf, wer ist nicht melancholisch, verrückt, geisteskrank? Narrheit, Schwermut, Irrsinn bilden eine einzige Krankheit und Delirium ist eine umfassende Bezeichnung für alle'.
(London, G. Bell and Sons, LTD, 1920, Seite 39, Reprint for Bohn's Standard Library, 1896)

Burton beschrieb seine Zeit in übertriebenem Masse, in der er lebte. Nach ihm gab es viele Menschen, in deren Köpfen Windmühlen entdeckt werden könnten oder Hornissennester. Der eine bete um Regenwetter, der andere gleichzeitig um schönes Wetter, der eine bete, dass sein Weib sterben möge, der andere darum, dass sein Vater ablebe. Viele glaubten an jeden Alchemistentrug oder hätten den

Stein des Weisen verinnerlicht, glaubten an närrische Gelübte. Er fragte sich, ob diese Menschen noch bei Sinnen seien. Nicht einmal Orest im Wahnsinn würde auf den Verstand solcher Leute schwören. ,*Kann aller Nieswurz von Antikyra sie krieren? Nein und abermals nein, ein ganzer Hektar Heilkraut reicht dazu nicht aus*'. (Robert Burton, Anatomie der Melancholie, Dieterich'sche Verlagsbuchhandlung, S. 61)

Dass Geisteskranke nicht zu vergleichen seien wie körperlich Erkrankte, beschrieb er so: ,*Wenn unser Arm oder Bein krankt, so trachten wir unter Auferbietung aller Mittel danach, sie wieder herzustellen, und wenn wir an körperlichen Gebrechen leiden, so schicken wir nach dem Arzt; doch von den Krankheiten des Geistes nehmen wir keinerlei Notiz … der eine verfällt der Schwermut, der andere dem Wahnsinn; und wer von uns bemüht sich schon um Abhilfe, gesteht seine Verwirrung ein, ode weiss auch nur, dass er krankt ist?*' (S. 62)

In seinem Vorwort hielt Burton noch einen weiteren Leckerbiss parat, den ich dem Leser hier ebenfalls nicht vorenthalten will. Das Zitierte soll endgültig den Schluss der Ausführungen zu seinem langen Vorwort besiegeln, damit wir ins nächste Kapitel übergehen können: Zur Bestimmung, zu den Ursachen und zu den Symptomen der Melancholie.

,*Um gleich alle nebensächlichen Abschweifungen abzuschneiden und kein Wort mehr über die uneigentlich Melancholischen und mataphorisch Verrückten zu sagen, über die Halbnarren und zur Narrheit disponierten (die nichts weiter sind als stumpfe, wütende, trunkene, einfältige, blöde, mürrische, hochfahrende, eitle, lächerliche, viehische, missgelaunte, sture, dreiste, mass-lose, öde, schwachköpfige, desperate, hasenhirnige, irre, wahnwitzige, närrische Sonderfälle, die kein neues Spital fassen, keine Arznei kurieren kann), - mein Ziel und Unterfangen ist es, in der folgenden Abhandlung* **diesen Körpersaft der schwarzen Galle zu anatomisieren** *und durch alle sein Bestandteile und Spezies zu verfolgen, wie man es mit jeder gewöhnlichen Krankheit zu tun pflege, um so philosophisch und medizinisch ihre Ursachen Symptome und verschiedenen Heilungsmöglichkeiten offenzulegen, damit sie um so eher vermeidbar sei; und hierzu hat mich ihre weitere Verbreitung und der Wunsch, Gutes zu tun, bewogen, denn dies Leiden ist nach dem Zeugnis des Mercurialis ,,so häufig in unseren Tagen" und nach Laurentius ,,so grassierend in unserer elenden Zeit", dass nur wenige ihre Qualen nicht zu spüren bekommen.*' (S. 65)

Erster Teil:
Bestimmung, Ursachen und Symptome der Melancholie
Wenn in diesem ersten Abschnitt die Rede ist von Bestimmung, von Ursache und Symptom der Melancholie muss man wissen, dass Burton weit über diesen Inhalt hinaus schiesst.

Was genau die Melancholie sei und wie sie sich von anderen Krankheitsbildern abgrenzt, erfährt man wenig exakt. Vielmehr scheinen sich alle geistigen Krankheitsformen miteinander zu vermischen und unklarer als zuvor zu werden.

Alles in diesem Kapitel beginnt mit einer Darstellung des Menschen im Paradies, der damals noch göttlich war und edel, ein erhabenes Werk Gottes eben, ja vielmehr noch gottähnlich selbst, nach Gottes eigenem Bild nachgebaut. Der Leib zwar entsprach nur dem Bild der Welt, die Seele aber entsprach dem Bild Gottes.

Diese paradisische Überhöhung des ersten Menschen, dieses himmlisch vollkommene Gottwesen jedoch erfuhr mit Adam, dem Sünder, versucht durch Eva, den Supergau. Aus dem reinen, guten, edlen, sauberen und gesunden Menschen wurde ein Ausgestossener und Heimatloser, vielmehr noch ein Unerlöster, ein allererbärmlichstes Geschöpf, ein Tier, ein Untier, ein Hund und ein Schwein.

,Selig zuvor, jetzt elend und verflucht muss er sein Brot mit Tränen essen, dem Tod verfallen, und Gebrechen oder Schicksalsschlägen ausgesetzt'. (Robert Burton, Anatomie der Melancholie, Dieterich'sche Verlagsbuchhandlung S. 74) Die Gründe der Gebrechen des Menschen sind nach Burton vielfältig und reichen von den Sternen, dem Himmel über die Elemente. Ja selbst alle Kreaturen, die Gott erschaffen hat, richten jetzt ihre Waffen gegen uns Sünder. Und durch den Sündenfall habe sich die Erde, der Einfluss der Gestirne verändert und selbst die vier Elemente seien dadurch Willens, uns Menschen zu schädigen.

Die Luft etwa, die ,Mal Aria' (Malaria) setze gegen uns atmosphärische Ausdünstungen ein oder schädige uns mit unmässiger Hitze oder Kälte. Gewaltige Winde und Stürme plagen uns und unsere Behausungen, unsere Ernten und unsere Umwelt und daraus erwachsen den Menschen Hungersnöte, die Pest und andere grassierene Seuchen, die ,myriadische Menschenmassen verschlingen' (S. 76)

Die Erde, so Burton, schrecke und peinige uns mit Erdbeben. Das Wasser mit Dammbrüchen und Sturmfluten und Schiffsuntergängen. Manchmal würden ganze Inseln überflutet. Das Feuer tobe in den Städten und vernichte ganze Strassenzüge von Häusern.

Der schlimmste Feind jedoch sei der Mensch sich selbst. Der Mensch sei sein eigener Scharfrichter, sei Wolf und Satan gegen sich selbst und gegen andere. Kein Dämon, so Burton, könne so plagen, kränken, tyrannisieren und quälen wie der Mensch seine Mitmenschen. Dabei stünden ihm Hexen und Zauberer bei und Teufel. Menschen vernichten Menschen durch Schwindel, durch Giftmischerei, durch Winkelzüge, Duelle und Kriege und durch gegenseitigen Mord.

Die menschliche Masslosigkeit ziehe viele unheilbare Krankheiten auf uns herab, beschleunige das Altern, verderbe unsere Konstitution und bringe uns jäh zum

Tod. Und schlussendlich kreuzige uns der eigene Wahn und Wahnsinn und entziehe uns den Verstand.

Und dann schrieb Burton über Narrheit, Phrenitis, Wahnsinn, Hydrophobie (Angst vor Wasser und Flüssigkeiten), Lykanthropie (Wahnvorstellung, sich in ein Tier resp. Wolf zu verwandeln), über den Sankt Veitstanz und über die Verzückung. Der **Wahnsinn war für Burton Narrheit oder Raserei ohne Fieber** und in den Symptomen viel gewaltsamer noch als Melancholie. Wahnsinn war von Wut und Geschrei begleitet, von grässlichen Grimmassen und Handlungen und Gesten und der Wahnsinnige wird... ,*mit so rasender Gewalt und Wildheit (ge-)schüttelt, dass manchmal drei oder vier Männer nicht imstand sind, ihn zu halten*' (Robert Burton, Anatomie der Melancholie, Dieterich'sche Verlagsbuchhandlung S. 80).

Und über den Veitstanz, der bereits in Band 2 dieser Ausgabenreihe als Annex etwas näher erläutert wurde, schrieb Burton in: (Die Anatomie der Melancholie, S. 81/82): *,Chorus Sancti Viti oder Sankt Veitstanz: Paracelsus nennt ihn den ausgelassenen Tanz, denn die damit geschlagen sind, können nichts als tanzen, bis sie entweder sterben oder geheilt werden. Seinen Namen hat er daher, dass die daran Leidenden nach Sankt Veit pilgerten und dort, nachdem sie eine Weile getanzt hatten, mit Sicherheit von ihrem Übel befreit wurden. Es ist erstaunlich zu hören, wie lang und auf welche Weise sie zu tanzen pflegen, indem sie über Hocker, Bänke und Tische hüpfen; je, selbst Frauen in guter Hoffnung tanzen dabei manchmal so lang (ohne je ihre Kinder zu verletzen), bis sie weder Hand noch Fuss rühren können und wie tot daliegen.'*

Über die Melancholie selbst sinnierte Burton, dass sie entweder eine **Veranlagung** (Vererbung) oder eine **angenommene (erworbene) Gewohnheit** sei. Als Veranlagung sei sie jene flüchtige Schwermut, die da komme und gehe. Sie erscheine bei jedem noch so geringen Anlass von kleinstem Kummer oder von Not oder Unruhe, Angst, Gram oder auch Geistestrübung, erscheine bei jeder noch so geringen Sorge, bei jeder Qual, Dumpfheit, Schwere und Plage des Geistes. Sozusagen bei allem, was sich dem Genuss und Frohsinn, der Freude oder der Lust engegensetze.

Das Geringste mache den Melancholiker bereits melancholisch, trübe, traurig, träge, missgelaunt, eigenbrötlerisch oder in irgendeiner Weise verstimmt und verärgert. Nicht mal ein Weiser, nicht mal ein Stoiker und auch kein Glücklicher, kein Geduldiger, Grossmütiger oder Frommer könne sich dem entziehen, dass er nicht hin und wieder diesen melancholischen Stich verspüre.

Burton wusste, dass kein Mensch in der Lage war, sich selbst zu kurieren. Jeder bemerke irgendwann, dass sein Leben einmal wolkenverhangen, dann wieder sonnig sei, bald stürmisch, bald heiter. Das Dasein des Menschen sei gemischt aus

Freud und Leid, voller Hoffnung, aber auch voller Kümmernis. Auf einen Tropfen Honig folge bald ein Becher gefüllt mit Galle, auf eine Unze Freude treffe bald ein ganzes Pfund Leid, auf einen Zoll Ausgelassenheit eine Elle Gejammer. Man müsse sie, die Melancholie, so Burton, mit Herzensstärke und mit viel Geduld standhaft ertragen.

Die menschliche Anlage zur Schwermut könne mit der Zeit dann auch zu einer Gewohnheit werden, könne sich durch Vernachlässigung in Krankheit verwandeln. Wer über zu wenig Geduld verfüge und auch eine zu geringe Herzensstärke habe, dessen Gesicht verfärbe sich bald, die Verdauung verstopfe, der Schlaf verflüchtigte sich, die Lebensgeister verfinsterten, das Herz werde beschwert: die hypochondrischen Organe würden anschwellen und auch Winde und Unverdautes setzten dem Melancholiker heftig zu.

Dass auch Burton noch tief in der Gläubigkeit zu Galen steckte, zeigte sein Definition der Melancholie. Der Name, so Burton, sei von der Sache selbst abgeleitet: Melancholia käme von **mélaina cholé** und bedeute schwarze Galle. Allerdings fragte er sich, ob sie Ursache oder Wirkung sei, Krankheit oder Symptom. Er selbst hütete sich zu entscheiden, sondern überliess dies anderen Kapazitäten.

Burton's Definition der Melancholie lautete: *‚Eine Art von unfiebrigem Wahnzustand, begleitet in der Regel von Angst und Niedergeschlagenheit ohne ersichtlichen Anlass'.* (S. 86).

Wichtig in dieser Definition war, dass die Melancholie nicht von einem Fieber begleitet war und sich daher Unterschied von der Phrenitis und jener Melancholie, die mit dem Pestfieber einherging. Der Unterschied zum Wahnsinn (Phrenitis) liege im Vorhandensein von Angst und Trauer, was diesem, dem phrenitischen Wahnsinn oder auch dem pestfiebrigen Wahnsinn fehle. Aber immerhin, die Melancholie war für Burton eine **Art von unfiebrigem Wahnzustand, der grundlos entstand** (‚ohne sichtlichen Anlass').

Dieser unfiebrige Wahnzustand, dieser Wahn wiederum definierte Burton (mit Laurentius, ein römischer Diakon und Heiliger, um 250 n. Chr.) als Zustand: *‚in dem ein hauptsächliches Vermögen des Geistes, wie die Vernunft oder die Einbildungskraft, verkommen ist, wie man an allen Melancholikern sieht'.* (S. 87) Verkommen mochte zu Burtons Zeiten die gleiche Bedeutung gehabt haben wie: ‚abgerutsch, heruntergekommen, verdorben, verwildert, verludert oder verfault'.

Burton berichtete in seiner ‚Anatomie', dass offenbar in den damaligen Wissenschaften Meinungsverschiedenheiten vorhanden waren und man nicht exakt wusste, welches hauptsächlichste Organ eigentlich von der Melancholie befallen sei. Einige nähmen das Hirn als befallenes Organ war, ander das Herz und wieder andere ein anderes Organ, wie etwa die Milz.

Burton entschied für sich, dass es das Gehirn sein müsse, welches bei den Melancholikern befallen sei, da bei einem Wahnzustand in erster Linie das Gehirn befallen sein müsse. Er differenzierte insofern, dass es sich nicht um Obstruktionen der Membranen handeln könne, wie einige annahmen, denn bei diesen handle es sich um eine Epilepsie oder um eine Apoplexie. Auch nahm er an, dass ein kaltes und trockenes Ungleichgewicht der Mischung herrsche, etwas, was verdorben sei, erkaltet und vertrocknet.

Sei es überhitzt, handle es sich eher um Irrsinn und Verrücktheit, als um Melancholie. Diese habe ihren Ausgangspunkt im Zentralhirn, wo wo aus sich das Leiden dem Herzen und weiteren, tieferliegenden Organen mitteile, die dann angesteckt würden und mit starken Störungen reagierten. In der Regel gelange alles in den Unterleib, ziehe diesen in Mitleidenschaft, so dass auch die Leber und die Milz anschwellen würden.

Burton meinte, dass die Melancholiker eh eine ungünstige Postition von **Mond, Saturn oder Merkur** in ihren Horoskopen hätten. Es beträfe auch eher Menschen, die von Natur aus einsam leben würden. Aber auch sog. Bücherwälzer, wie er selbst einer war, würden von der Melancholie befallen.

Und bezüglich der **Jahreszeiten** nahm er ein gehäuftes Auftreten im **Herbst** an und bezüglich der **Lebenszeiten das Alter** (Senium). Sehr häufig jedoch sei die Schwermut bei Menschen in der **Mitte ihres Lebens** anzutreffen, so um die 30 bis 40 Jahre. Allerdings gäbe es angesehene Wissenschaftler, die der Meinung seien, die Melancholie würde weder die Jugend, noch das Alter ausschliessen.

Es sei **Erasmus von Rotterdam** gewesen, der die **Toren**, resp. die **Narren** vor jeglichem Befall von Melancholie ausschloss, denn diese hätten zumeist feuchte Hirne und leichte Herzen und seien von ihrem närrischen Zustand her frei von jeglichem Ehrgeiz, Neid, Scham und Furcht und würden weder von Gewissensbissen gepeinigt, noch von Sorgen geplagt.

Das grosse Übel sei, so Burton, dass viele Autoren widersprüchlich geschrieben hätten zur Melancholie und zum Wahnsinn, deren Zustände sie miteinander vermengen würden, zwar nicht ungedingt essentiell, aber graduell. Er unterschied drei Arten von Melancholie:

1. Die Melancholie entspringt allein einer Störung des Gehirns und trägt daher den Namen ‚Melancholie des Kopfes‘.

2. Diese Melanchlolie geht sympathetisch (Sympathetisch: Siehe Band 5, Georg Ernst Stahl) vom ganzen Körper aus und die

3. Melancholie steigt auf aus den Eingeweiden, der Leber, der Milz oder aus der ‚Mesenterium‘ genannten Membran. Sie hiesse hypochondrische ode windige Melancholie.

Burton versuchte diese verschiedenen Herkünfte der Melanchlie zu sezieren, erkannte jedoch, dass dies ein schwieriges Unterfangen sei. Immerhin, so meinte er, verschwänden in der Praxis die in den Theorien noch auseinander gehaltenen Formen und Darstellungen und würden sich miteinander vermengen. Denn, was die Mediziner in ihren Lehrbüchern über die Melancholiker sagten, vermischte sich alsbald im Leib des Patienten. Daher sei es überaus schwer, aus dieser Vielfalt und verworrenen Mischung von Symptomen und Ursachen einzelne Arten der Melancholie sauber getrennt auseinander zu halten und auch zu behandeln.

Interessant sind die einzelnen Gründe (Ursachen) der Melancholie. Hier unterschied Burton nämlich in **übernatürliche** und **natürliche**. Die übernatürlichen Gründe kämen **von Gott und seinen Engeln**, wobei manchmal, mit der Erlaubnis Gottes, auch vom **Teufel und von dessen dienstbaren Geistern**. Es sei die Bestrafung der Sünder, die schon die Bibel lehre. Da wurde der eine, wegen seiner Sünden, mit Pest bestraft, ein anderer mit Ruhr und Ausfluss, einer mit Aussatz, ein anderer wiederum mit Blindheit oder mit dem Wahnsinn geschlagen. Auch Sodom und Gomorrha seien Verschlungen worden deswegen, also wegen der Sünden, in dem es in der Bibel heisse: ‚*Er drückte ihr Herz durch Schwermut nieder (Ps, 107:12)*‘. (Robert Burton, Anatomie der Melancholie, Dieterich'sche Verlagsbuchhandlung S. 93)

Es war also Gott, resp. die übernatürliche Ursache, der den Menschen mit Melancholie beschlagen hatte. Es war wiederum auch Gott allein, der mit seiner Hand die Heilung vollzog oder vollziehen konnte. So meinte übrigens auch Paracelsus, der sagte, dass, wegen der Melanchlolie mit Gott zu ringen aussichtslos sei und dass bei der Melancholie durch Sünde jedes gewöhnliche Mittel versagen müsse. Somit waren nur die Melancholiker heilbar, deren Gründe natürlich waren.

Der Einfluss des Teufels jedoch wiegt beinahe noch mehr, so Burton, als Gottes Einfluss auf die Melancholie. Es wunderte jedoch nicht, dass Burton, in seiner Zeit gefangen, den Lesern auch etwas zu den verschiedensten Teufeln auftischen musste, wenn er sie bei Laune halten wollte. Denn, so Burton, der Teufel herrscht auf Erden in tausend verschiedenen Gestalten: Es gab Teufel auf und in der Erde, Teufel im Wassers und auch Teufel in der Luft. ‚ ...*denn der Menschen Kalamitäten, Trübsal und Zusammenbrüche sind des Teufels Schlemmergerichte‘.* (S. 103)

Zum Einfluss des Teufels, hier ein kurzer Auszug aus Burtons Werk: *‚Der Teufel greift zuerst die Einbildung an, und setzt ihr so heftig zu, dass die Vernunft keinerlei Widerstand zu leisten vermag. Die Einbildung wieder beeinflusst er vermittels der Körpersäfte, obgleich viele Ärzte glauben, dass der Teufel das Bewusstsein verändern und die Krankheit unmittelbar auslösen könne. Die direkte Ursache ist verbrannter Gallensaft, wie Pomponatius nachzuweisen versucht. Galgerandus aus Mantua, ein berühmter Arzt, kurierte zu seiner Zeit eine Besessene, die in allen möglichen fremden Zungen redete, durch Abzapfen der schwarzen Galle, weshalb wohl dieser* **humor** *der Melancholie auch* **balneum Diaboli** *oder Teufelsbad genannt wird. Der Teufel erspäht in solchen Körpersäften seine Gelegenheit und treib sie oftmals bis zu Verzweiflung, Wut, Raserei &c., indem er sich selbst ihnen beimischt‘* (S. 104)

Dann kam Burton auf die natürlichen Ursachen der Melancholie zu reden. Es soll hier genügen, diese nur stichwortartig anzugeben, ist doch die direkte Lektüre, die in der deutschen Sprache zu kaufen ist, bereits sehr empfohlen worden. Zu den natürlichen Ursachen der Melancholie zählte Burton folgende in seinen entsprechenden Kapiteln auf:

- Vererbung (Eltern ein Grund)
- Ungeeignete Kost
- Verhalten und Ausscheidung
- Schlechte Luft
- Übermässige Beschäftigung
- Von der Gewalt der Einbildung
- Begehrliche Neigung, Ehrgeiz
- Eigenliebe, Ruhmsucht
- Liebe zur Gelehrsamkeit. Das Elend der Scholaren
- Armut und Mangel
- Verlust, Furcht, Neugier

Einzig zum ‚**Verhalten und** zum Thema der **Ausscheidung‘** sowie zu ‚das Elend der Schoralen‘ seien hier zwei Ausnahmen gemacht, denn Burton war der Ansicht, resp. führte Wissenschaftler auf, die vertraten, dass das Verhalten resp. Zurückhalten von Hämorrhoiden(Blut) oder Menstruation zu den Ursachen der Melancholie zu zählen seien. So war er der Meinung, dass Frauen sich durch das Zurückhalten des Monatsflusses zur Melancholie und sogar zum Wahnsinn führen würden.

In seinem Buch ging Burton an dessen Ende noch auf die Merkmale der Jungfern-, Nonnen- und Witwenmelancholie ein. Er war der Ansicht, die beste Therapie für die Weiber bestehe darin, sie rechtzeitig gut unterzubringen und sie mit geeigneten Eheatten zu versehen. (S. 181) Dies sei die Hauptkur, die ihre Begehren stille, neben Frömmigkeit, strenger Zucht, ehrbarer Erziehung, heilsamer Lehrer, harter Arbeit und Leibesübungen, striktem Fasten, Strenge und Einschüchterung, um ihr fehldisponiertes Temperament zu berichtigen und auszugleichen.

,Doch wo bin ich? In welches Thema habe ich mich verrannt? Was habe ich mit Nonnen, Mädchen, Jungfern und Witwen zu schaffen? Ich bin selbst Junggeselle, führe ein Klausnerleben in einem Kollegium, ne ego sane ineptus qui haec dixerim? [bin ich nicht von allen guten Geistern verlassen, so zu reden?]; ich bekenne, es ist unschicklich, und wie die jungfräuliche Pallas errötete, als Jupiter zufällig in ihrer Gegenwart von Liebeshändeln sprach, und ihr Gesicht abwandte, me reprimam [will ich mich zurückhalten] und, obgleich es mein Gegenstand erfordern würde, nichts mehr dazu zu sagen'.
(Robert Burton, Anatomie der Melancholie, Dieterich'sche Verlagsbuchhandlung S. 183)

Ähnliches, so Burton, zeitige die **Unterlassung des Venusdienstes.** Niedergeschlagen könne man auch werden, wenn man aus lauter Scham der fleischlichen Liebe sich enthalte. Man werde dann lustlos, verschüchtert, schwermütig und über die Massen traurig. Auch Galen sei der Ansicht gewesen, dass Männer, die ihren Samen überlange zurückhalten, ihn in Gift umwandeln würden. Allerdings sei es genauso schlecht, wenn man sich der Venus un- resp. übermässig opfere. So habe bereits Galen festgestellt, dass die Melancholie sich durch häufigen Beischlaf sogar verschlimmere und fügte an: ,Jacchinus, bei Rhasis lib. 9, cap. 15, gibt dieselben Gründe an und erwähnt einen seiner Patienten, der in einem heissen Sommer ein junges Weib nahm und sich im Kammerdienst so ausdörrte, dass er in kurzer Zeit aus der Melancholie in den Wahnsinn verfiel; er habe ihn durch befeuchtende Heilmittel kuriert'. **(Robert Burton, Anatomie der Melancholie, Dieterich'sche Verlagsbuchhandlung S. 117)**

Zur Situation der Scholaren beschrieb Burton - ganz suffisant im Vergleich zur heutigen überwuchernden Life-Coach- und Esoteriksituation, wo in jedem kleinsten Dörfchen Beratungszentren oder Lifestile-Praxen entstehen - ein Überhandnehmen von allen möglichen obskuren Heilangeboten seiner Zeit:
,Was die Äerzte angeht, so finden sich in jedem Dorf so viele Scharlatane, Wunderdoktoren, Quacksalber, Paracelsianer (wie sie sich selbst nennen), causifici sanicidae [Fallfälscher und Gesundtöter] nennt sie Clenard, Hexenmeister, Alchemisten, arme Pfarrhelfer, verkrachte Apotheker, Arztgehilfen, Barbiere und Hebammen, die allesamt behaupten, in ihrem Metier höchst geschickt zu sein – dass mir sehr zweifelhaft wird, wie die Ärzte dabei noch ihr Auskommen und ihre Patienten finden sollten.

Ausserdem gibt es so viele von jeder Art, manche davon so geiergierig, laut und dreist, zum grossen Teil halbverhungert und bereit, ihre Kollegen zu verschlingen, et noxia calliditate se *corrupere [so verderbt in ihrer bösen Schlauheit], solch ein Haufen von Kurpfuschern, Rabulisten und Schwindlern, dass ein ehrlicher Mann nicht weiss, wie er sich in ihrer Gesellschaft betragen und verhalten soll'.* (S. 150/151)

Interressant sind die Ausführungen Burtons über die **Symptome der Melancholie.** Als Galenist beschrieb er sie als ‚Kälte und Trockenheit oder aber als Hitze und Trockenheit'. Dies hänge davon ab, wie sehr der Humor bereits verbrannt sei. Diese primären Eigenschaften würden gefolgt von den sekundären: schwarz, dunkel, bleich und gerötet, manche sogar hochrot und von hektischer Farbe.

Burton zählte weitere Eigenschaften auf und zitierte dabei Hippokrates (aus dessen Buch ‚De insania et melan'): Melancholiker wirkten resp. seien ausgezehrt, welk, hohläugig, vorzeitig gealtert, verrunzelt, rauhhäutig, mit viel Wind, Kolik und Bauchweh im Leib geplagt, rülpsen viel, der Stuhl trocken und hart, niedergeschlagen die Miene, schlaffhängender Bart, Ohrensausen, Schwindel, Wirrköpfigkeit, schlafen nicht oder nur wenig und mit Unterbrechnungen, schreckliche Alpträume. Manche hätten auch Herzklopfen und kalten Schweiss und ein Zucken in verschiedenen Körperteilen, eine Art Jucken auf der Hautoberfläche, bisweilen wie Flohbisse, einen starren Blick oder ein hektisches Augenzwinkern. (Seite 173)

‚Manche nehmen, wenn die Krankheit weit fortgeschritten ist, nur allzu häufig eine eigene Mimik an, lachen, grinsen, blecken die Zähne, murmeln, reden mit sich selbst, verziehen den Mund und grimassieren seltsam, unter unartikulierten Reden und Ausrufen &c. Und wenn sie zumeist auch ausgezehrt, zottig, von freudloser Miene, verblichen und ein wenig einnehmer Anblick sind, eben wegen ihrer dauernden Ängste, Kümmernisse und Drangsal, sowie dumpf, schwerfällig, träge, rastlos und unfähig, Geschäften nachzugehen; so ist doch meist ihr Gedächtnis gut, ihr Geist rege und vorzüglich die Auffassungsgabe. Ihre heisse trockene Hirnsubstanz hindert sie am Schlafen; ingentes habent et crebras vigilias (Aretäus), ausgedehnt und häufig sind ihre Nachtwachen, die manchmal einen Monat, ja ein ganzes Jahr lang dauern'. (Robert Burton, Anatomie der Melancholie, Dieterich'sche Verlagsbuchhandlung S. 173/174)

An derselben Stelle des Buches zählte Burton weitere Symptome der Melancholiker auf. Je nachdem, ob auch das Herz, das Hirn, die Leber und die Milz in Mitleidenschaft gezogen sind, so gehen nach Burton davon noch weitere Beschwerden aus und befördern auch viele Krankheiten, die das Leiden begleiten.

Er zählte auf:
- Alpdrücken
- Apoplexie
- Fallsucht
- Schwindel
- Schlaflosigkeit

- Schreckensträume
- unkontrolliertes Lachen
- Heulen
- Stöhnen
- Schluchzen
- Schamgefühl
- Rotwerden
- Schweissausbrüche und
- Ohnmachten.

Und die Sinne der Melancholiker bildeten sich ein, **Nichtvorhandenes** zu sehen, zu hören, zu riechen und zu berühren. Damit ging Burton über zu den geistigen Kennzeichen der Melancholie.

Angst und Trauer griff Burton aus ihnen heraus, weil sie seiner Meinung nach eine grosse Bedeutung hatten: ‚*Manchen graut vor dem Tod, aber in einer widernatürlichen Aufwallung **legen sie selbst Hand an sich**‘. ... Andere fürchten, der Himmel könnte ihnen auf den Kopf fallen, wieder andere, sie seien bereits verdammt oder würden es werden. Wieder andere plagt Angst vor Tod und Teufel, oder dass sie der oder jener Krankheit verfallen, alles lässt sie erbeben, sie meinen, der Tod stünde vor der Tür, oder dass einige ihrer besten Freunde und nächsten Verwandten sicher schon gestorben seien; drohende Gefahr, Verlust, Schmach quälen andere ohne Unterlass, &c.; sie meinen, sie seien ganz aus Glas, und wollen daher keinen Menschen an sich heranlassen; oder ganz aus Kork, federleicht, oder aber schwer wie Blei. Mancher hat Angst, der Kopf wolle ihm von den Schultern fallen, oder er hätte Frösche im Bauch &c. Ein anderer wagt keine Brücke zu überqueren, sich keinem Teich, Fels oder steilen Abhang zu nähern, und in keiner Kammer mit Querbalken zu schlafen, aus Furcht, die Versuchung, sich zu erhängen, ertränken oder hinabzustürzen, könnte ihn übermannen‘.* (S. 175)

Weitere geistige Kennzeichen der Melancholie waren die Furcht, verhext zu sein, besessen oder vergiftet durch ihre Feinde. Sie würden dessen sogar ihre besten Freunde bezichtigen. Weitere hätten die Meinung, etwas in sich oder mit sich sprechen zu hören, litten unter Halluzinationen.

Die Trauer sei ein weiteres wichtiges Symptom der Schwermut, es hange eng mit der Angst zusammen. Und beide hätten keine augenscheinlichen Ursachen, weder die Angst noch die Trauer. Sie seien tief traurig, ängstlich und Unwohl und wüssten nicht weshalb. Das Lachen sei ihnen vergangen, sie wirkten düster und grübelnd. Burton sagte ihnen nach, sie seien Selbstquäler, hätten also etwas Masochistisches an sich. Ihr Geist sei gestört von rast- und ruhelosen Gedanken, die sie immerfort quälen würden.

‚Aus Furcht und Gram ist ihnen Luft und Licht verhasst,
Und sie verschliessen sich in blinden Kerkers Nacht'

Die Melancholiker seien ungesellig und verabscheuten alle Gesellschaft, selbst ihren nächsten Verwandten und Freunden würden sie sich nicht öffnen. Ihre Melancholie würde sie manchmal wie in einem Anfall überfallen, sie sei plötzlich und unversehens da und dann auch wieder weg. Bei anderen wiederum sehe man ein kontinuierliches Bild, bei wieder anderen zeige sich die Melancholie nur im Frühjahr oder im Herbst und bei manchen Frauen nur während der Schwangerschaft. Bleibe der Körper unbehelligt, setze es umso mehr in tausenderlei Art dem Kopfe, resp. dem Geiste zu.

Auf eine abschliessende Weise teilte sich Burton mit, dass er dies alles aus bestem Gewissen zusammengefasst habe, nicht um ihr ganzes Elend mit Vorwürfen oder Spott zu übergiessen, sondern weil er Mitleid mit diesen Melancholikern empfinde. Er hätte dies getan, damit man dieses Krankheitsbild besser erkennen und auch behandeln könne.

In einem letzten Abschnitt des ersten Teiles ging Burton noch kurz ein auf die **Prognostik der Melancholie**. Er meinte, dass wenn die Krankheit nicht durch Vererbung verursacht sei, sie gleich im Anfangsstadium behandelt werden müsse, damit gute Aussicht auf eine Heilung bestehen würde. Andererseits sei ‚eingefleischte Schwermut' unheilbar oder werde nur sehr selten kuriert. Die Aussichten der königlichen Krankheit, die Gicht, seien in etwa mit der der Melancholie vergleichbar, also wie die Gicht, sehr schwer zu therapieren. Immerhin zitierte er Paracelsus, der einst gesagt haben soll, dass seiner Meinung nach alle Krankheiten heilbar seien.

Selbst die Melancholie sei heilbar, so Burton, wenn auch nicht gänzlich. Es verblieben auch von gereinigten Leibern noch Rückstände von Melancholie. Leider verschlimmere sich die Melancholie manchmal zur Epilepsie, zum Schlagfluss (Apoplexie) und zur Blindheit. Betroffene begingen auch Selbstmord. Auch komme es immer wieder vor, dass die Patienten am Ende trübselig und blöde würden oder eben verrückt, je nachdem, ob die Krankheit einen kalten oder einen heissen Verlauf nehme, resp. dem kalten oder heissen Typus angehörte.

Maniacus:
Doch seht nur, wie der Irre rast,
Mit wilden Blick, das ist kein Spass!
Halbnackt, in Ketten, treibts ihn um,
Er brüllt und schäumt, weiss nicht, warum;

Schau gut hin: dieser Spiegel zeigt
Dein Bild, wenn Dich der Jähzorn treibt;
Halt dies Porträt nur wert und lieb:
Du oder er? Kein Unterschied.
(Robert Burton, Anatomie der Melancholie, Dieterich'sche Verlagsbuchhandlung S. 186)

Zweiter Teil:
Heilung der Melancholie
Im zweiten Teil seiner ‚Anatomie der Melancholie' befasste sich Burton mit der Heilung, resp. mit den Heilmethoden der Melancholie. Er beginnt mit allgemeinen Erläuterungen, etwa was ein guter Arzt ist oder wie ein guter und folgsamer Patient zu sein hat. Und wie alle Bücher auch anderer Kapazitäten, beschrieb auch Burten den Einfluss einer guten Ernährung (Diät) auf die Schwermut und setzte diesen wichtigen Aspekt an den Beginn seiner Ausführungen.

Kapitel zwei in der Übersicht:

- Arzt, Patient, Arznei
- Quantitative Berichtigung der Diät
- Bereinigung der Luft, Luftige Abscheifung
- Die rechte Übung für Leib und Geist
- Heilung von Schlaflosigkeit
- Musik als Heilmittel
- Tröstliche Betrachtung
- Heilkräuter, die nach oben purgieren
- Kur der Melancholie am ganzen Leib

Zur Arzt/Patient-Beziehung meinte Burton: *‚Es unterliegt daher keinem Zweifel, dass unsere Leiden, wenn wir pflichtgemäss einen Arzt rufen, gelindert werden können: ich meine einen, der fachkundig ist und den Namen zurecht führt; denn es wimmelt von Scharlatanen, Quacksalbern und Wunderdoktoren beinahe in jeder Strasse, jedem Dorf, die sich diesen Namen anmassen, und durch ihre niederen und bäurischen Gaukeleien eine edle und einträgliche Kunst in den Schmutz ziehen. Doch der Arzt, von dem ich spreche, ist wohlerprobt, gelehrt, geschickt, ehrbar, &c.'* (Burton, Anatomie der Melancholie, Dieterich'sche Verlagsbuchhandlung S. 194)

In Anlehnung an unsere modernen Zeiten des nunmehr dritten Jahrtausends nach Christus sind wir heute wieder da angelangt, worüber sich Burton bereits 400 Jahre vor uns bitter beschwert hatte. Überall, in jeder Strasse, beinahe in jedem Dorf wollen an unser Geld die verschiedensten Scharlatane, Quacksalber, Natur-Heiler und Wunderdoktoren. Es sind oft weibliche Esoterikerinnen, aber auch männliche, mit ihren schamanistisch ausgerichteten Praxen, die sich nach einem verlängerten Wochenendkurs zu den diversesten therapeutischen Massnahmen in die Lage versetzt fühlen.

Darin läuten sie mit ihren Klangschalen eine Therapie ein oder sie beinhaltet diese zur Gänze, als bestünde sie aus nichts weiterem, als den Klangschwingungen entspannt zuzuhören. Und vielleicht auch noch aus einigen gutgemeintenen Worten. Schreckschraubend aussehende Kartenleserinnen mit tief männlich-rauchenden Stimmen labern und philosophieren über Universumsenergien, die es durch ihre salbungsvollen einleitenden Verfahren in die Köpfe ihrer Klientel zu verbringen gilt. Blondinenfarbige Engelsbeschwörerinnen, magnetisch sprechende Universumstransmitterinnen, Farbtherapeuten, Yogaspezialistinnen und Handaufleger mit exklusivem Zugang zu Heilenergien aus den entferntesten Gegenden des Alls, wo ja aller Reichtum in Hülle und Fülle vorhanden sei, treiben einen spukhaften Handel mit weit entfernten Galaxien und transformieren uns in die Zukunft.

Auch damals, so Burton, sollten diese Esoteriker mit ihren Heilsversprechungen Magier sein, Alchemisten, Philosophen und Astrologen. So jedenfalls forderte es schon früh auch ein gewisser Paracelsus.

,Doch was tue ich, was mische ich mich ein in Angelegenheiten, die über meinen Horizont gehen?' Fragte sich nicht nur Burton in seinem Buch, sondern manchmal auch der Autor dieses Werkes. ,… Nur so viel will ich von jedem Arzt verlangen: dass er ehrlich sei, und nicht übermässig nachlässig oder geldgierig, oder harpyengleich den Kranken als seine Beute betrachtet'… (S. 194) Harpyie als Greifvogel, der Beute schlägt.

Auf der Seite des Patienten betrachtete Burton drei Punkte als notwendig, um eine Therapie erfolgreich zu absolvieren:
1. ,Erstens, dass er nicht zu knauserig sparsam mit seiner Börse umgeht, und so, weil er für sich selbst nicht kräftig in die Tasche greifen will die eigene Gesundheit unterhöhlt, um Kosten zu sparen.'

2. ,Zum anderen, dass er nicht aus Schüchternheit sein Leiden verhehlt; wenn er etwas auf dem Herzen hat, so soll er es frei heraus sagen. … Zur Heilung gehört, dass man die eigene Gesundheit will, und dies nicht erst in ferner Zukunft.'

3. ,Ein Drittes, das vom Patienten gefordert wird, ist sein Zutrauen: er muss guten Mutes sein und die sichere Erwartung hegen, dass sein Arzt ihm helfen kann; Damaszen der Araber verlangt ein Gleiches vom Arzte selbst; er soll fest darauf vertrauen, dass er seinen Patienten zu kurieren vermag, sonst wird seine Kur nichts fruchten, ja, er soll ihm sogar sichere Hilfe versprechen, oder ihn wenigstens daran glauben lassen.'

Die heutigen Heildoktor-Esoteriker fordern genau dasselbe in ihren Praxen, während viele von ihnen gleichzeitig das Vertrauen zu universitär ausgebildeten Schulärzten oder Psychologen unterhöhlen. Und wenn dann der Patient doch keine Heilung erfahren hat, so wird ihm eben suggeriert, dass er zuwenig an die heilsamen Kräfte der Klangschale oder des Handauflegers vertraut habe.

Immerhin kann heute der Praxisbesucher, ob krank oder nicht, Lifestyle ist ja keine eigentliche Krankheit, diesen Missstand ausräumen, indem er die Anzahl der Sitzungen in den Praxen dieser Esoteriker verdoppelt, selbstverständlich nur unter einer Verdoppelung der Beratungs und Therapiehonorare. Selbstverständlich!

Dann unterteilte Burton die Kuren der Melancholie in drei Bereiche. **Diätetica, Pharmaceutica und Chirurgia** und meinte einerseits die Behandlung durch Einwirkung auf die Diät oder Lebensweise, andererseits durch Medikamente und schliesslich durch ärztlich-chirurgische Eingriffe.

Beispielhaft für die Ausführungen Burtons zur Einnahme der Mahlzeiten sei hier aufgeführt, dass der Melancholiker gut daran täte, nur zweimal am Tage zu essen, aber nur dann, wenn auch ein rechter Appetit da sei und nie auf vollen Magen. Zwischen dem Mittagessen und dem Abendessen empfahl Burton einen zeitlichen Abstand von mindestens 7 Stunden. Am Besten für einen Melancholiker sei es, wenn er sich noch hungrig von seinem Lager erhebe.

‚Nichts plagt Körper und Geist ärger als ewige Nahrunszufuhr, das ständige Fressen und Hinunterschlingen, wie viele es betreiben'. (S. 109)

Burton war der Ansicht, dass man bei einer Mahlzeit zuerst flüssige Nahrung wie Suppen essen sollte oder leicht verdauliche Nahrung wie Fisch oder solche Speisen, die sich rasch im Magen zersetzten. Festere Nahrung und schwerverdauliche Kost sollte zuletzt eingenomnen werden.

Im Kapitel ‚Bereinigung der Luft, Luftige Abschweifung' beging Burton selber eine wirklich etwas langatmige ‚Abschweifung' in seinem Text, wirkte er darin doch etwas schwatzhaft und abschweifend, ging er hier doch näher auf seine Zeit ein, in der just einige Mathematiker und Wissenschaftler das kirchlich sanktionierte geozentrische Weltbild frech in Frage gestellt hatten.

Nach ihnen war nicht die Erde Mittelpunkt des damaligen Kosmos, um die alle Planeten und auch die Sonne kreisten und kirchlich befohlen und unterstützt zu kreisen hatten, in den Mittelpunkt gestellt wurde nun die Sonne (heliozentriertes Weltbild), wobei die Erde und alle Planeten sich um diese drehten. Galileo und

Kepler behaupteten nämlich um das Jahr 1621, als Burtons Buch erschien, Unerhörtes und provozierten brandgefährliche Ketzerei- und Inquisitionsverfahren und mussten ihre rotzig-frechen, antiklerikalen Thesen deswegen teils widerrufen, wollten sie ihr Leben vor der öffentlichen Hinrichtung schonen.

Die Kontroverse um das geozentrische Weltbild versus dem heliozentrischen mochte damals Burton ebenso sehr gefesselt haben, wie die Frage, ob denn nun die Welt eine flache Scheibe sei oder doch gänzlich rund. Und schweifte in seinem Buch seitenlang ab. Dies nachzulesen ist von grossem Vergnügen.

In diesem Kapitel ‚Bereinigung der Luft' also schweifte Burton seitenlang ab und erst gegen Ende dieses Kapitels erschienen seine Vorschläge bezüglich der Therapie der Melancholie. Er untersuchte jetzt die Beschaffenheit der Luft, bezogen auf die Erden (Böden), die sie umgaben. So empfahl er beispielsweise die Waldluft für Schwermütige, warnte den Leser gleichzeitig vor Gefahren, die von den Lüften ausgingen, da in ihnen böse Geister ebenfalls ihr fortkommen fänden wie die Heilung der Seelen.

‚Aus diesen Zeilen dürfen wir folgern, dass zur Heilung der Schwermut unter anderem die **Bereinigung der Luft** *eine unabdingbare Voraussetzung ist. Das Klima verändert nicht so sehr Sitten, Gebräuche und Geist, wie die körperliche Konstitution, ja das Temperament selbst. Dies sehen wir durch Erfahrung an allen besonderen Landesteilen erwiesen: wie die Luft, so die Bewohner – stumpf, schwerfällig, oder witzig, scharfsinnig; fein und eleganz, oder verbauert; kränklich oder gesund.'* (S. 223). ‚**Verbauert**' meinte geistig abstumpfend.

Das Ackerland diente dem Nutzen, das bewaldete Land hingegen dem Vergnügen und der Gesundheit der Menschen. Und, so Burton, die besten Wohnlagen im Hinblick auf die Gesundheit des Melancholikers seien die an einem hochgelegenen Platz mit reizvoller Aussicht, mit guter Luft und gutem Boden. Aber falls dies nicht möglich sei und man den Wohnsitz nicht wechseln könne, dann empfahl Burton wenigstens die gute Wahl eines Schlafraumes oder Zimmers sowie das Öffnen und Verschliessen von Fenstern im passenden Augenblick, um unzuträglichen Luftzug und Wind fernzuhalten und zur rechten Zeit einen Spaziergang an der frischen Luft zu tätigen.

‚Wenn keines dieser Mittel hilft, ist es am besten, auf künstlichem Wege gute Luft zu erzeugen: mit Rosen, Veilchen und süssduftenden Blumen auf dem Fenstersims, und Blumensträussen in der Hand. Laurentius empfiehlt Seerosen, dazu ein Gefäss mit warmen Wasser, das im Raum verdunstet: es duftet um so köstlicher, wenn man Orangenblüten, Zitronenschalen, Rosmarin, Nelken, Lorbeer, Rosenwasser, Rosenblüten, Benzoe, Ladanum, Styrax und dergleichen Harze hineingibt, die einen angenehmen und einschmeichelnden Duft verbreiten.' (S. 225)

Melancholischen Personen empfahl er den Rauch von Wacholder, so wie sie es in Oxford täten, um damit die Studierstuben aufzufrischen. Er erwähnte auch das Verkochen süsser Kräuter mit Wein- und Weidenblättern, um die Luft zu befeuchten. Gut sei auch, wenn man die Bettpfosten mit Rosenwasser und Rosenessig besprenge.

Ebenso empfahl er Melancholikern die Farben Grün, Rot, Gelb und Weiss vor den Augen zu haben und unbedingt genug Tageslicht. Nachts sei es angebracht, diese mit Wachskerzen zu erhellen ,denn obgleich melancholische Personen gern allein und im Dunklen sind, wirkt doch die Dunkelheit als schlimmer Verstärker der Stimmung'. (S. 226)

Es sei auch angebracht, die Luft hin und wieder zu wechseln, denn es gäbe keine bessere Medizin für einen Melancholiker als Klimaveränderuung und Abwechslung des Ortes, wenn man durch die Welt reist und andere Sitten sieht. Daraus könne man, so Burton, grosse Befriedigung schöpfen. ,Denn Wanderschaft entzückt unsere Sinne mit so unaussprechlich erquickender Abwechslung, dass einige jeden für unglücklich erklären, der sich nie auf Reisen begab, und den als Trauerfall beklagen, der von der Wiege bis zur Bahre immer nur dasselbe sieht: immer und ewig dasselbe, ein und dasselbe'. (Burton, Anatomie der Melancholie, S. 227)

Wenn leider hier nicht genügend Raum verbleibt, um Burtons Empfehlungen für Melancholiker ausführlicher zu behandelt, sei auf die Lektüre des Kapitels ,Musik als Heilmittel' und nochmals auf den Kauf des Bestsellers von Burton hingewiesen.

Die im Buche genannten Möglichkeiten der Therapie und Heilung:
- Musik und Spiel heile die Unlust und Beschwernis der Seele
- Es sich selbst und anderen Menschen nicht so schwer machen
- Vermeidung von Müssiggang und Einsamkeit
- Etwas lernen, eine sinnvolle Aufgabe übernehmen
- Bewegung an der frischen Luft
- Sich sinnvoll beschäftigen, schwimmen, jagen
- Leichtes Essen
- Sich in gute Gesellschaft von Freunden begeben
- Sich in jemanden Verlieben, das Verliebtsein geniessen
- Wenn möglich, umziehen und verreisen
- Etwas studieren, ein Studium beginnen (Körper und Geist fordern)
- Geistliche und weltliche Literatur lesen
- Für Frauen: Handarbeiten und Gartengestaltung
- Ein Glas Wein trinken
- Medizin: Lorbeer, weisse Nieswurz, Tabak, Aderlass sowie harntreibende und blutreinigende Mittel

Unser Blick soll sich abschliessend noch auf den Dritten Teil seiner ‚Anatomie der Melancholie wenden.

Dritter Teil:
Schwermut der Liebe

‚Inamorato tritt zuletzt
Noch auf, die Arme hübsch gekreuzt,
Den Hut tief in die Stirn gezogen,
Will wohl ein Liebesliedchen proben;
Laute, und Noten, rings verstreut,
Als Zeichen seiner Eitelkeit.
Erscheint dies Bild dir ungenau,
Dann zieh Dich an der Nase – Au!

Im Vorwort dieses letzten Kapitels zitiert Burton den Satz, dass das blosse Wort ‚Liebe' in keuschen Ohren bereits verdächtig klinge. Liebe sei eine ‚Species' der Schwermut, er ordnet diese also der Liebe zu. Aber: *‚Ein nackter Mann ist einer züchtigen Frau nicht mehr als ein Bild; mala mens, malus animus [ein böser Kopf, ein schlechter Tropf]. Die Dinge sind, wie man sie sieht.'*

Man kann also das nackte Antlitz eines Mannes wie einer Frau entweder in einer keuschen oder aber in einer geilen Manier betrachten. Es ist die Sicht des Betrachters, der die Dinge sieht, wie er sie sieht.

Etwas weiter unten gesteht er ein, dass aber etwas in einem Weibe sei, das alle menschlichen Freuden überbiete, eine magnetische Gabe, eine zauberische Kraft, geheim und gewaltig. Zwar herrsche der Gatte als Kopf über sie, sei quasi mental ihr Oberhaupt, doch sie beherrsche sein Herz. In dem Sinne ist der Mann der Diener der Frau, sie dafür seine einzige Lust und Freude.

Und fährt fort: *‚Kein Glück ist ist so gross und keine Liebe so tief wie die von Mann und Frau, kein Trost so süss als placens uxor, ein holdes Weib: Omnis amor magnus, sed aperto in conjuge major [Die Liebe ist ein köstlich Band, am köstlichsten im Ehestand].* (S. 281)

Die Liebe in der Jugend könne man gut verstehen und auch nachvollziehen. Amor gehöre zur Jugend, aber es gäbe nichts Hässlicheres als die Lasterhaftigkeit bei alten Menschen, nichts sei widriger als ein alter Wüstling und Narr, der in seinem steinalten Greisenalter noch auf den Verliebten mache. Diese greisen Wüstlinge seien die allerschlimmsten und Burton fragte sich: *Wie viele dürre, dürftige, krumme, kahle, klägliche, dickbäuchige, butteräugige, zeternde, zahnlose, lästige, lendenlahme Greise sieht man noch immer überall herumflattern? Der eine nimmt sich ein junges Weib, der andre eine Dirne; und wenn er kaum einen Fuss über die Schwellen heben kann und hat bereits den* *andern in **Charons Kahn**, das Zipperlein im Kreuz, Gicht in allen Gelenken und Reissen in allen Gliedern, schnupft und hustet ständig, die Augen trübe, und die Ohren verstopft, sein Atem stinkt, und aller Saft ist ausgetrocknet und dahin, kaum dass er spucken kann, zum zweitenmal kindisch geworden, kann sich nicht selber ankleiden, das Fleisch auf dem Teller nicht schneiden, aber träumt von Mädchen und tändelt mit Jungfern – ist etwas Unziemlicheres zu denken?*

Bei alten Weibern ists gar noch ärger, wenn sie eine alte Witwe ist und vor langer Zeit Mutter war, aetate declivis, diu vidua, mater olim, parum decore matrimonium sequi videtur, will aber wider allen Anstand und Verstand sich wieder verheiraten, hört und sieht kaum, kann weder stehn noch gehen, ein wahres Gerippe, ein Gespenst, eine Hexe – aber sie muss schnurren und gurren, wiehert nach einem Hengst und will wieder heiraten, am liebsten einen jungen Mann, dens vor ihr graust, aber gafft nach ihrem Geld; zur Schande ihres guten Namens, zum Gram ihrer Freunde und zum Ruin ihrer Kinder'. (Burton, Anatomie der Melancholie, S. 284)

Mit etwas Phantasie finden wir uns in unserer modernen Welt wieder, wo auch greisenhafte alte und männliche Fracks sich noch blutjunge Blondinen halten mit üppigem und künstlichem Busen und aufgespritzen Lippen. Dabei hat bei diesen alten Säcken Charons Kahn ebenfalls bereits am diesseitigen Flussufer angelegt und die Überfahrt ins Jenseits wird in nicht allzu langer Zeit stattfinden. Es war früher also nicht anders. Stets noch immer das gleiche Lied.

Burton erwähnte fünf Grade der Lust: Anblick, Gespräch, Gesellschaft, Küssen und Berühren. *„Anblick ist vor allem andern der erste Schritt zu dieser unbändigen Liebe, obschon bisweilen Bericht und Hörensagen ihm zuvorkommen; da denn einige so willig und leichtgläubig und schnellverliebt sind, dass sie schon brennen, noch ehe sie den oder die gesehen haben, deren Lob man sang.'* (S. 289)

Beim Lesen dieser Zeilen kommen modernen Menschen nicht nur Heiratsportale in den Sinn, sondern auch Sms und Chats, bei denen sich Männlein und Weiblein allein schon von wenigen und kurzen Aus'täuschen' sich heillos verliebt fühlen und brennend und sehnsüchtig den Zeitpunkt erwarten, den Auserlesenen oder die Auserlesene voller Verlangen sehnsüchtig in Natura vor sich zu sehen. Oh heilige Liebesschwermut! Und Oh heilige Scheisse, sich ausgerechnet in ‚den' oder ‚die' verliebt zu haben!

Aber Oh Schwermut, was tust du da? Burton berichtet: *‚Ein schönes Weib besiegt Feuer und Schwert, Stratocles, der Arzt, erfuhrs zu seinem Leidwesen. Er war nach der Beschreibung des **Prodromus**, ein tiefäugiger Mann, muco plenus* **(voller Schleim A. d. A.)**, *sein Leben lang ein bitterer Weiberfeind, konnte das ganze Geschlecht nicht leiden, humanas aspides et viperas appellabat [nannte sie Schlangen und Vipern in Menschengestalt], wollte nichts von ihnen wissen und höhnte sie, wo immer er hinkam, und mit so hässlichen Worten, ut matrem et sorores odisses, du würdest Mutter und Schwestern gehasst haben, hättes du ihn reden hören.*

Allein der himmlische Anblick Myrillas, der Tochter des Gärtners Anticles, einer albernen Person, tats ihm so an, dass er seinen struppigen Bart sich abscherte, sein gesicht anmalte, seine Haare kräuselte, Lorbeer um seinen kahlen Schäden wand und drauf und dran war, aus Liebe um sie den Verstand zu verlieren. Denn an seinem Hochzeitstage war er so hitzig, dass er die Nacht nicht erwarten konnte, sondern rannte mit halbvollem Munde und ohne sich von seinen Gästen zu verabschieden, schnurstracks ins Bett.' (S. 290)

Das ist Liebesschwermut. Die Schwermut der Liebe. Daher bezeichnete Burton die Verliebtheit gerne als **Liebesschwermut.** Im Kapitel *‚Symptome oder Zeichen der Liebesschwermut, in Körper und Geist, gute und böse'* (Schwermut der Liebe, Manesse Bibliothek der Weltliteratur, übersetzt von Peter Gan, Seite 213) lassen uns bereits wenige Zeilen erahnen, wie tief sich Burton in die Schwermut der Liebe hinein empfunden, ja hinein analysiert hat, wenn er folgende Symptome der Liebesschwermut anführt:

‚Symptome gelten entweder vom Körper oder vom Geist. Vom Körper etwa Blässe, Magerkeit, Dürre etc. … **Ovidius** *sagt: jede Liebende ist blass, blass ist die Farbe der Liebe… Liebe macht mager.* **Avicenna** *nennt als Symptome dieser Krankheit hohle Augen und Dürre… Dies alles erklärt* **Jason Pratensis** *aus der Zerstreuung der Lebensgeister, so dass die Leber ihr Werk nicht recht versieht und die Nahrung nicht gehörig in Blut verwandelt, daher die Glieder schlaff und mager werden und nach Nahrung schmachten…Weswegen die Gelbsucht oft junge Frauen befällt, hingegen die Kachexie oder Bleichsucht oder eine schlechte Gewohnheit die jungen Männer, ausser dem üblichen Seufzen, Klagen und Jammern, das allzu häufig ist. …*

Antiphanes*, der Komödiant, bemerkte vorzeiten, dass Liebe und Trunkenheit sich nicht verheimlichen lassen; Worte, Blicke, Bewegungen verraten sie, am meisten aber der Puls und der Ausdruck des Gesichts. … erkannte Ersistratos, der Arzt, an seinem Puls und Aussehen, dass er in sie verliebt war; denn wenn sie ins Zimmer trat, oder wenn ihr Name fiel, so veränderte sich sein Puls, und ausserdem wurde er rot. …andere schwitzen, schnaufen… und ihre Beine zittern unter ihnen; brennen und frieren (denn Liebe ist Feuer und Eis, heiss, kalt, ein zuckend Fieber, Raserei, Brustfieber und noch vieles andere, sind blass, werden rot und bluten manchmal aus zu hefiger Erregung aus der Nase, wenn man nur von ihnen redet. …*

Die sichersten Schlüsse aber folgern aus den Symptomen, die sich in Gegenwart beider Liebender zeigen: ihr Reden, Blicken, wollüstig Tun und Tuscheln verrät sie; können sich nicht beherrschen, sondern müssen küssen. Erst ein Wort, und dann ein Kuss, dann ein artiges Kompliment, und wieder ein Kuss, dann eine alberne Frage, und ein Kuss; uns wenn er seinen Witz ausgegeben hat und sein Hirn ist leer gepumpt und weiss nicht, was er weiter sagen soll, so sind Küsse und Umarmungen immer willkommen und kennen kein Ende: noch ein Kuss, noch einer und noch einer etc.' (Schwermut der Liebe, Manesse, Peter Gan, Seite 219)

‚Tausend Küsse, abertausend
Dürstend dir vom Munde mausend,
Wie wenn, tausend Zweige zausend,
Boreas mit hunderttausend
Blättern durch die Bäume sausend
Sich vergnügt; millionentausend

Küsse, wie im Himmel hausend
Zahllos Sterne glühn, dass grausend
Anblick den Begriff besiegt.
Soviel Küsse lass mich küssen,
Wolle jeden wiederküssen;
Denn wir wollen, denn wir müssen
Küssend unsre Küsse küssen,
Bis der Atem uns versiegt.'

Hierzu sei noch ein kleiner Leckerbissen angefügt. Burton sieht den Liebenden, den Verliebten auch als Narr, so tief stösst die Verliebtheit den Menschen in die Schwermut, in die Irre:

*,Sind alle so blind als sie närrisch sind, und geht eines mit dem anderen. … Denn es ist kein Liebender, der die Geliebte nicht vergöttert, sie sei so schief, wie sie will, so krumm, wie sie kann; runzlig, ranzig, blass, sommersprossig, rotes Haar und gelbe Haut, ein talgiges Galgengesicht oder eine runde, platte Schiessscheibe, oder dumm, dürr und dürftig, schief und schäbig wie eine Vogelscheuche, kahl, glotzäugig, tiefäugig, hohläugig, hühneräugig, schielt wie ein Huhn in der Sonne und blinzelt wie eine Katze vorm Ofen, hat Ränder und Ringe um die Augen wie eine Eule, einen Spatzenmund und darüber einen Nasenhaken wie ein persischer Teppichhändler, oder eine spitze Fuchsnase, eine rote Rübe, eine plattgedrückte Nase wie ein Chinese, gelbe Biberzähne, oder schwarz und schief und durcheinander wie ein alter Judenfriedhof, zusammengewachsene Brauen über wimpernlosen Lidern, Hexenbart und Warzen, ihr Atem stinkt durch das ganze Zimmer, die Nase tropft Sommer und Winter, hat einen Kropf unterm Kopf und einen bayrischen Beutel unterm Kinn, Fledermausohren oder Hängeohren wie ein Wachtelhund, einen Hals wie ein Kranich, **pendulis mammis**, Titten wie Quitten oder gar keine, ein Plättbrett als Busen, Hitzpocken oder Frostbeulen, lange schwarze Nägel, Schorf an den Händen und Räude an den Füssen, krumm, klapprig, rippendürr, lahm, Plattfüsse, Schweissfüsse, geht einwärts und schurrt mit den Schuhen, ein wahrer Wechselbalg, ein Albdruck, ein halbgebackenes Gespenst, schilt wie eine Rohrammer und schrillt wie der Griffel auf dem Schiefer, eine wüste Schlampe, eine schleichende Pest, eine läufige Hündin und ranzige Otter, in summa und um's kurz zu machen: ein Kuhfladen im Backofen.'* (Schwermut der Liebe, Manesse, Peter Gan, ab Seite 231-233)

(**Wechselbalg**: Ein Wechselbalg war im Volksglauben des Mittelalters ein Kind, welches von einer Hexe und dem Teufel oder aber von Zwerge, Elfen oder Nixen erzeugt und einem natürlichen Kinde bei einer Wöchnerin untergeschoben, dieses dagegen entführt wurde.)

*,Du kannst sie nicht sehen, dich ekelt's vor ihr, würdest ihr am liebsten ins Gesicht spucken oder ihr, mit Verlaub, auf den Busen rotzen; **remedium amoris**, ein Heilmittel gegen Liebe; denn sie ist eine Schlampe und Vogelscheuche, zetert und zankt, ein rammelndes Reff, dumm und dreist, feige und frech, ein Unflat, ungebildet und unerzogen, **Polyphrems** Tochter, **Theristes** Schwester*

und **Grobians** Schülerin - aber er liebt sie, er bewundert sie, sieht an ihr kein Fehl und kein Falsch, und will nur sie und sonst keine.' (S.233)

Heilung der Liebesschwermut sah Burton in der Arbeit, in der richtigen Nahrung, im Fasten und in der richtigen Arznei. Und meinte dazu kurz und bündig: ‚Ohne Wein und Brot leidet Liebe Not.' Ein Sirup aus Helleborus tat es auch, wie man es mit Cholerikern und Leberkranken tat. Beifügen könne man auch kräftige Aderlässe. Auch ‚Verbenkraut löscht die Lust, so auch in Pulver, das man aus geköprten, getrockneten Fröschen bereitet. Kampfer ist der bitterste Feind der Begierrde, und gedörrter Koriander nimmt dem Beischlaf allen Reiz, hindert den Mann; ein Gleiches bewirken Senfpflaster'. (S. 268)

Der Liebesschwermut zu entgehen könne auch durch Überredung und nicht nur durch Arznei geschehen. Gut ist, wenn man über die Geliebte schlechtes Reden höre, Unwahrheiten zwar, aber an die man glaube. Das könne Liebe töten. Habe dies alles keinen Nutzen und der Verliebte bleibe verliebt, helfe manchmal eine Zauberei, ein Zaubertrunk oder eine Beschwörung.

Das berühmteste und probateste Mittel aber bleibe der **Leukadische Felsen**, der in ganz Griechenland berühmt war. Er habe die Kraft, Liebeskummer zu heilen. Jeder Liebende, der sich kopfüber von ihm herunterstürzte, war denn auch augenblicks geheilt. (Aus Liebeskummer von einem weissen Felsen in den Tod sich stürzen). Es habe sich auf ihm einst auch ein Apollontempel befunden, von dem aus im Altertum Verbrecher ins Meer gestürzt wurden.

Das beste Mittel der Liebesschwermut sei, so Burton, sie zusammen zu bringen und sich aneinander freuen zu lassen. Selbst Äskulap weiss kein besseres Mittel, als dass der Liebende bekommt, wonach er verlangt. Sie sollen ihr langersehntes Vergnügen bekommen.

Und gibt es wirklich ein probateres Mittel, als sie in die Ehe zu führen?

Burton beendete sein Hauptwerk im Grunde genommen nie. Es wurde von ihm zu Lebzeiten stets ergänzt, verbessert, erweitert und überarbeitet. 1656 erschien dann noch eine posthume Ausgabe. Burton war übrigens nicht allein mit seinem grandiosen Werk über die Melancholie. Da war bereits einer vor ihm: **Timothy Bright** (ca. 1550 – 1615) Hospitalarzt und Pfarrer, mit dem Werk ‚**Treatise of Melancholy**', geschrieben bereits 1586.

Ausblick auf Band 5

Im nächsten Band 5 gehen wir weiter ein auf Persönlichkeiten, die noch dieser ‚vorpsychiatrischen' Zeit zugeordnet werden können. Allerdings kann man die ersten prominenten Berühmtheiten, wie William Battie (1703-1776) mit seinem ‚Bedlam', dem Bethlehem Royal Hospital (früher: Priory of St. Mary of Bethlem), bereits zur frühen und ersten Psychiatrie zählen. Die Übergänge von der vorpsychiatrischen zur aufkommenden psychiatrischen Zeit gestalten sich fliessend.

Erwähnung finden werden weitere Persönlichkeiten, die sich dem menschlichen Geiste annahmen:
Thomas **Willis**, Thomas **Sydenham**, John **Locke**, Georg Ernst **Stahl**, Georg **Cheyne**, William **Cullen**, Robert **Whytt**, William **Tuke**, John **Brown** sowie auch Franz Anton **Mesmer** mit seinem animalischen Magnetismus.

Literatur und Quellen

Literatur und Quellen sind im Text aufgeführt.